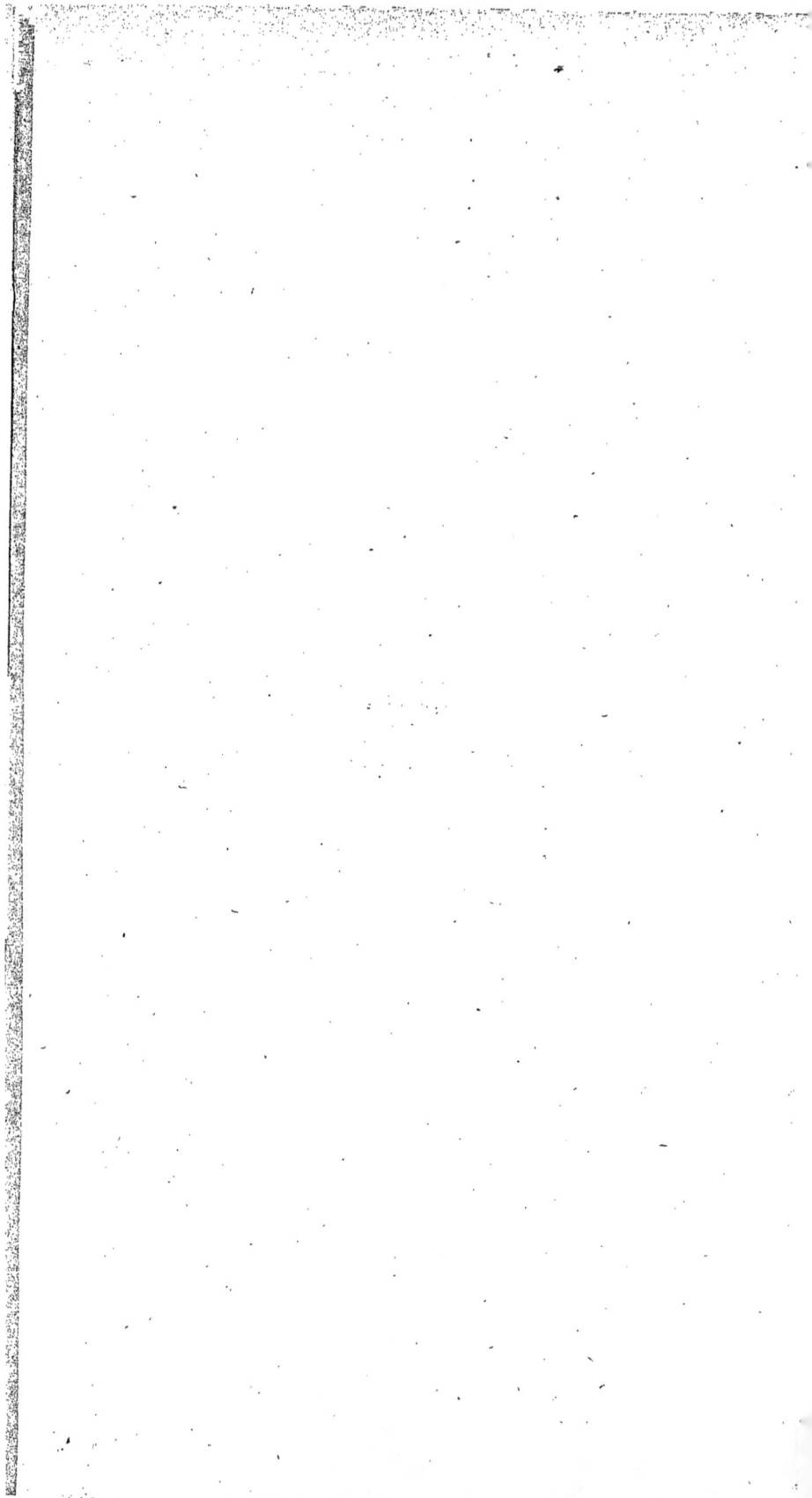

$T'_d \ {}^{40}_\int$

T 760.

CONSIDÉRATIONS

SUR

LA NATURE ET LE TRAITEMENT

DES MALADIES DE FAMILLE

ET DES MALADIES HÉRÉDITAIRES.

DE L'IMPRIMERIE DE Mme Ve JEUNEHOMME,
RUE HAUTEFEUILLE N° 20.

CONSIDÉRATIONS

SUR

LA NATURE ET LE TRAITEMENT

DES MALADIES DE FAMILLE

ET DES MALADIES HÉRÉDITAIRES,

ET SUR LES MOYENS LES MIEUX ÉPROUVÉS DE LES PRÉVENIR;

PAR ANTOINE PORTAL,

Chevalier de l'Ordre du Roi; Professeur de Médecine au Collége royal de France; d'Anatomie au Jardin du Roi; Membre de la Légion d'Honneur, de l'Institut de France et de celui de Bologne; des Académies des Sciences de Turin, de Copenhague, de Harlem; du Cercle Médical et des Sociétés de Médecine de Paris, de Montpellier, d'Edimbourg, de Madrid, de Pétersbourg, de Vilna, de Padoue, de Venise, de Gênes, de Berne, d'Anvers, de Bruxelles, de Neufchâtel, de Bordeaux, de Toulouse, de Tours, d'Orléans, et de la Société des Naturalistes de la Vettéravie.

A stirpe generis morbi in posteros derivantur, et ut bonorum hereditates ita morborum successiones ad posteritatem perveniunt. Ballonii opera omnia, tom. III. — Consil. medic. lib. III, Consil. II, page 293.

Lu à l'Institut de France, le 25 janvier 1808;

TROISIÈME ÉDITION,

Augmentée de plusieurs Observations de l'Auteur, de celles de M. *Mazzoni*, Professeur d'Anatomie et de Chirurgie à Florence, et de celles de M. Joseph *Adams*, Secrétaire honoraire de la Société de Médecine de Londres, etc.

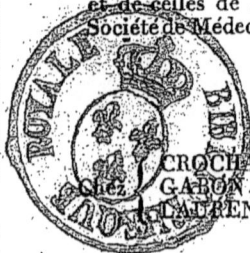

A PARIS,

Chez CROCHARD, Libraire, rue de l'École de Médecine, n° 8;
GABON, Libraire, Place de l'École de Médecine;
LAURENT BEAUPRÉ, Palais Royal, Gal. de Bois, n° 213.

1814.

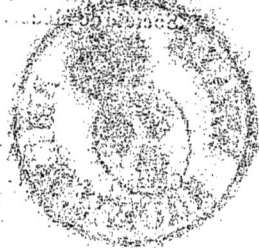

AVANT-PROPOS

CETTE NOUVELLE ÉDITION.

J E remets sous les yeux du public mes Considérations sur la Nature et le Traitement des Maladies héréditaires, et sur les moyens les mieux éprouvés de les prévenir. Je n'ai d'abord présenté ces considérations à l'Institut que comme un simple aperçu sur cette matière, la plus importante peut-être de la médecine, mais en même temps celle sur laquelle nous avons le moins de lumières.

Cependant, comme ce Mémoire est le résultat de mes Observations sur un grand nombre de maladies de ce genre, et que les succès, des traitemens que j'ai conseillés,

a

ont été depuis confirmés par beaucoup
d'autres qu'ont obtenus des médecins habiles, après les avoir plusieurs fois soumis
eux-mêmes à leur propre expérience, je
crois devoir le répandre encore par une
Nouvelle Édition. J'y suis d'ailleurs en-
couragé par les annonces et par les extraits
honorables qu'on en a fait en France et
dans les pays étrangers, ainsi que par plusieurs traductions qui en ont été publiées
par des Savans distingués qui n'ont pas
dédaigné d'y joindre des notes intéressantes.

J'ai cru devoir profiter de ces notes, particulièrement de celles de M. Jean-Baptiste
Mazzoni, célèbre anatomiste de Florence,
qui a traduit ce Mémoire en italien, et de
celles de M. Joseph *Adams*, savant médecin de Londres, qui a publié, depuis peu, un
Traité sur les Maladies héréditaires (1),

_____

(1) Après une traduction de mon Mémoire, publiée
en anglais en 1809, et qu'on trouve dans le Medical and
Physical Journal, vol. 21.

(iij)

où il a soumis mon travail à une critique
éclairée : il le considère « comme un ou-
» vrage très-précieux à cause du grand
» nombre de faits importans qu'il con-
» tient (1) ». Mais il y témoigne le regret de ne pas y trouver des distinctions
claires, précises, entre les maladies de famille et les maladies héréditaires, ainsi
que la détermination des degrés de susceptibilité, de prédisposition et de disposition, etc., que ces maladies peuvent avoir à

(1) *M. Portal's communication is very valuable, on
account of the number of facts and references Which it
contains; and also, on occount of the extreme candour*—
pages 59 et 60.

Nous avons très-peu d'ouvrages particuliers sur cette
maladie; celui d'*Edmond de Meara* ; celui de *Louis Mercatus*, cité par M. Adams (a Treatise on the supposed
Hereditary properties of diseases , 1814, *in*-8°); une thèse
de M. Forestier, soutenue aux Écoles de Médecine, en
1802 ; et mes considérations, lues à l'Institut le 5 janvier
1808. J'espère, d'après l'intérêt que j'ai pris à cette importante question, qu'elle sera bientôt l'objet d'autres ouvrages
qui seront d'autant plus utiles que les auteurs auront su
profiter de leurs propres observations.

se transmettre d'abord aux individus de la même famille, et ensuite de ceux-ci à leurs descendans plus ou moins immédiats, et à des générations plus ou moins nombreuses, etc.

Combien la solution de toutes ces questions ne serait-elle pas curieuse, si l'on pouvait y parvenir ! Mais pourra-t-on se flatter d'arracher à la nature de si importans secrets? Heureusement que le traitement des maladies héréditaires et des autres maladies en général ne tient pas essentiellement à des connaissances aussi profondes.

Les maladies de famille ont été connues de tous temps par les médecins : elles étaient trop communes et trop apparentes pour échapper à leurs observations ; mais ils n'ont pas été également convaincus de l'existence des maladies héréditaires. *Hippocrate* cependant les avait connues, et elles l'ont été également depuis, d'après les résultats infiniment nombreux de l'observation, par des mé-

decins de divers âges et de différens pays, et
que nous avons cités dans ce Mémoire (1).

Non seulement *Hippocrate* était persuadé qu'il y avait des maladies héréditaires; mais bien plus, ce grand homme
croyait que toutes les maladies pouvaient
l'être, complétement ou incomplétement,
de manière qu'elles tenaient plus ou moins
de l'hérédité.

Cependant des médecins modernes n'ont
voulu comprendre parmi les maladies
héréditaires aucune maladie aiguë, ils
ont de plus soustrait de ce nombre plusieurs maladies chroniques. D'autres médecins, moins instruits sur cette question que
frappés de la diversité des opinions de tant
d'hommes célèbres, n'ont pris aucune peine
pour l'approfondir, et n'ont pas parlé de ces
maladies dans leurs ouvrages; quelques-uns

---

(1) M. Adams a fait de très-bonnes remarques sur la
différence des maladies de famille et des maladies héréditaires. Son ouvrage est, à beaucoup d'égards, très-intéres-
sant.

même ont eu des doutes sur leur existence et ont voulu les faire partager à leurs lecteurs, de sorte que pendant long-temps il n'y a eu généralement aucune opinion d'arrêtée sur l'existence des maladies héréditaires.

C'est pour la solution de cette question que l'Académie de Dijon crut, en 1748, devoir proposer un prix. Mais quel en fut le résultat? M. Louis, célèbre et savant chirurgien de Paris, répondit à cette question en soutenant fortement la négative , ce qu'il fit avec autant de science que d'éloquence.

Mais nier l'existence des maladies héréditaires., n'est-ce pas nier l'évidence même? J'en ai été si convaincu, que j'ai cru devoir soumettre cette question aussi importante que curieuse à un long et sérieux examen; non en puisant des lumières dans les livres des physiologistes dans lesquels je ne pouvais trouver que des conjectures et des hypothèses, mais en recueillant des bons

observateurs et encore plus de mes propres
observations les faits les mieux constatés,
relatifs à la santé et aux maladies des familles et de leurs descendans, afin qu'après
les avoir reconnus et appréciés autant qu'il
me serait possible, je pusse en tirer les
conséquences les plus probables relativement à l'hérédité des bonnes ou des mauvaises constitutions, et en déduire des résultats utiles à la médecine.

1° Je n'ai d'abord pu m'empêcher de
reconnaître des ressemblances frappantes
dans les individus d'une même famille et
dans les enfans qui en étaient issus, soit
par leur taille en général, soit par le
volume ou par la forme de telle ou telle
partie externe du corps, en y comprenant encore la couleur de la peau, les
traits du visage, la voix, les gestes, le
port, etc., etc.

2° Des ressemblances extérieures de
famille j'ai passé à l'examen de celles qui

pouvaient être intérieures, dont plusieurs paraissaient d'ailleurs plus ou moins annoncées par les premières. Ainsi une tête grosse annonce généralement un grand cerveau (1); une poitrine ample de vastes poumons et un gros cœur; une vaste capacité du bas-ventre un gros foie, un grand épiploon, des reins volumineux, etc.; tandis qu'au contraire le cerveau est petit dans une petite tête; et les poumons et le cœur sont d'un petit volume dans les poitrines étroites, etc.

Les ouvertures des corps ont encore appris que tous les organes étaient, dans les familles, sujets à des endurcissemens, à des suppurations de même nature, qui se terminaient souvent par des cancers, etc.

3º D'autres ressemblances dans les familles ont été remarquées dans les humeurs, la lymphe, le sang, la bile, etc., soit

_____

(1) *Voyez* plus bas la note de la page 14.

relativement à leur *quantité* plus ou moins
grande; car il n'est pas douteux qu'il n'y
ait des familles dont les individus ont
plus, de sang, de lymphe ou de bile, etc., que
d'autres; soit relativement à leur *nature*, ces
humeurs ayant plus ou moins de consistance, et étant susceptibles de telle ou
telle altération, qui est souvent la même
dans la même famille.

4° D'après ces faits, dont aucun ne
peut être révoqué en doute, on serait
forcé d'admettre qu'il y a 'des maladies
héréditaires, si d'ailleurs les résultats infiniment nombreux de l'observation ne
le prouvaient incontestablement. Ils ont
appris qu'il fallait comprendre parmi ces
maladies les scrophules, les dartres, les
vices vénérien., scorbutique, psorique ,
rachitique, les convulsions, les épilepsies , l'hystérie , les affections somno-
lentes, l'apoplexie, la paralysie, les manies , les phthisies pulmonaire et hépatique., etc.; les ophtalmies, la goutte-

sereine, la cataracte, la surdité, le mutisme, l'asthme, les palpitations du cœur,
les vomissemens, les coliques, le *meœnla*,
les calculs biliaires et urinaires, la goutte,
le rhumatisme, les hydropisies diverses.

On trouve dans les auteurs des observations nombreuses qui prouvent l'hérédité de toutes ces maladies, et nos ouvrages en sont pleins, ce qui nous empêche de rapporter ici ces observations. Qu'il
nous suffise d'en faire connaître les résultats,
surtout ceux qui concernent les heureux
traitemens de ces maladies.

Ayant observé que plusieurs d'entr'elles provenaient du vice scrophuleux,
vénérien ou du vice dartreux, nous les avons
traitées par des remèdes propres à détruire
ces vices, et les succès que nous en avons
obtenus ont été si multipliés, que nous
avons cru devoir les consigner dans
plusieurs de nos ouvrages (1). Ces succès

(1) *Voy.* Observations sur la nature et le traitement du

sont d'ailleurs aujourd'hui si connus, que la plupart des médecins en font la base de leur Clinique. Cette méthode s'étendra même, j'espère, de plus en plus, à mesure que l'on en comparera les résultats avec ceux qu'on obtient par d'autres moyens.

Ces traitemens, dirigés d'après les indications des vices scrophuleux, vénériens et dartreux , n'excluent pas les remèdes qui pourraient être exigés par d'autres causes de maladies héréditaires, quand elles sont surtout bien reconnues. Nous les avons

---

rachitisme, *in-*8°, 1797, chez *Merlin.* — Observations sur la nature et le traitement de la phthisie pulmonaire, 1 vol. *in-*8°, 1792, chez *Méquignon*, et 2 vol. *in-*8°. avec les notes de MM. *Fédérigo* et *Muhry*, 1809, chez *Crochard* et *Gabon.* — Observations sur la nature et le traitement des maladies du foie , *in-*8°, 1813, chez *Longchamp.* — Observations sur la nature et le traitement de l'apoplexie , *in-*8°, 1811, chez *Crochard.*

On trouve dans ces ouvrages de nombreux articles relatifs à l'hérédité des maladies, ainsi que dans notre *Anatomie Médicale,* et dans notre Mémoire sur le *melœna.*

aussi prises en considération dans cet ouvrage. Mais ces remèdes ont encore besoin d'être soumis à l'expérience des vrais praticiens, avant d'avoir le degré de certitude des autres. Ah ! quels bienfaits rendus à l'humanité, si l'on peut jamais porter ce genre de travail au degré de perfection dont il nous paraît être susceptible !

CONSIDÉRATIONS

Sur la Nature et sur le Traitement des Maladies de Famille et des Maladies héréditaires.

On ne peut douter qu'il n'y ait des maladies qui se transmettent des pères aux enfans ; ceux-ci en héritent souvent comme de leur ressemblance extérieure en général, ou seulement de leur taille , de leurs traits (1) , de leurs regards (2), de leur voix (3) ; ils héritent aussi de leur santé, de leur force (4), et quelquefois de

(1) De la couleur de la peau , de leurs cheveux , de leurs sourcils, de la forme de leur corps, de leur attitude , de leurs gestes , de leur démarche.

(2) Ainsi il y a la vue à la Montmorency, espèce de strabisme , commun et comme héréditaire dans cette famille. Celle de MM. Nanteuil , directeurs des messageries, était remarquable par d'énormes sourcils noirs, etc., etc. On cite ces exemples pris au hasard sur une multitude d'autres qu'on a tous les jours sous les yeux.

(3) Les MM. Garat ont tous une belle voix, et tellement semblable , que lorsqu'ils chantent ou parlent, on a de la peine à les distinguer l'un de l'autre. On croit dans cette famille que la voix leur a été transmise par leur mère, qui avait une voix superbe , et à laquelle celle des enfans ressemble beaucoup. Il y a des familles dont presque tous les individus ont de belles ou de mauvaises dents.

(4) *Fortes creantur fortibus.* Horace.

1

leurs maladies. Aussi Fernel, ce grand médecin de Paris, a-t-il dit : *Maxima , ortûs nostrí, vis est, nec parum felices benè nati* (1).

On ne peut se dissimuler qu'il n'y ait des familles dont les individus parviennent à une plus longue vieillesse que d'autres ; ce qui a fait dire qu'il y avait des familles vivaces et d'autres qui ne l'étaient pas (2).

On sait encore que dans certaines familles la fécondité est réellement plus grande que dans d'autres , tant relativement aux hommes qu'aux femmes. Nous pourrions en citer des exemples. *Morgagni* en a aussi recueilli quelques-uns qu'il a rapportés dans ses ouvrages.

On peut dire que si les enfans ont de la ressemblance avec leurs pères par le physique, ils leur ressemblent aussi par le moral. « On » voit, disait Montaigne, escouler des pères aux » enfans , non seulement les marques du corps, » mais encore une ressemblance d'humeurs , » de complexion et d'inclinations de l'âme (3). » Cela est bien prouvé par le résultat des exemples qu'on a souvent sous les yeux; et l'une de ces

---

(1) Fernel, *De morborum causis*, lib. I, cap. 11.

(2) Haller a cité plusieurs exemples de longévité ou de briéveté de la vie dans les familles ; il n'y a personne qui n'en connaisse.

(3) *Essais de Montaigne*, p. 400 ; édit. Paris, *in-fol.* 1652. — *Mores ingenerantur a stirpe generis*........ Baillou , *De calculo.*

(3)

ressemblances, physique ou morale , n'est-elle pas une suite naturelle de l'autre (1) ? Celle du moral ne serait-elle pas plus grande et plus fréquente encore, si l'éducation n'y mettait des différences réelles (2) ?

On peut établir que la nature a d'abord formé l'homme de la manière la plus parfaite possible (3), et selon ses vues, ainsi qu'elle l'a fait à l'égard de tous les êtres qu'elle a créés, soit pour la structure de leurs diverses parties, soit pour leur configuration, leur volume, leur situation et leurs rapports entr'elles. Ainsi, l'homme de la nature jouirait de la meilleure santé, de toutes ses forces, de la taille la plus belle et la plus régulière ; enfin les facultés morales auraient en lui la plus grande énergie , si quelque cause étrangère ne les troublaient : cela ne peut-il pas être admis comme une vérité ?

---

(1)   . . . . . . Gigni pariter cum corpore et una
        Crescere sentimus, pariter senescere mentem. LUCRÈCE.

(2) Chacun pourrait citer des familles dont les enfans sont ingénieux et disposés à profiter de l'instruction qu'on voudrait leur donner, et d'autres familles dont les enfans sont comme hébétés, incapables de faire aucuns progrès, heureux s'ils ont le sens commun. On pense bien que je ne me dissimule pas qu'il n'y ait à cet égard beaucoup d'exceptions.

(3) Si ex genitoribus omninò sanis prodeat (delineatio) sana quoque erit. Lud. Mercatus de morbis hæreditariis tractatus unicus ad calcem operum ejus, t. II, p. 673.

1.

Mais que de causes ne peuvent-elles pas altérer cette admirable harmonie, ouvrage de la nature! Les pères et mères n'ont-ils pas, avant leur mariage, contracté des maladies qui ont produit dans leurs organes des altérations réelles, qui en ont affaibli, dénaturé les fonctions, et les ont ainsi différenciés d'eux-mêmes à leur première origine. Ainsi ces époux ont, avant de procréer des enfans, des vices que leurs pères et mères n'avaient pas et qu'ils pourront transmettre à leur tour aux enfans qui proviendront de ce mariage? La mère, pendant la grossesse, n'influe-t-elle pas beaucoup sur l'enfant qu'elle porte, soit en l'assimilant en quelque manière à elle-même par la nourriture qu'elle lui donne, soit en lui faisant ressentir une partie des maux qu'elle éprouve; or ces impressions plus ou moins fortes de la mère sur l'enfant (1), ne dénaturent-elles pas son moral comme son physique?

L'enfant, en venant au monde, peut donc être bien différent de ce qu'il eût été sans ces causes étrangères à lui-même; causes qui le différen-

---

(1) Les taches à la peau, plus ou moins étendues et diversement colorées; les excroissances fongueuses plus ou moins saillantes, à pédicule ou à base large, de diverses figures, qu'on a comparées à divers fruits, fraises, cerises, groseilles, prunes, figues, à des champignons ou à des portions d'animaux, des écrevisses, des araignées, des poils de lapin, de lièvre, de renard, de chien, de

cient de ses parens relativement à leur première
santé, et qui le rapprochent au contraire d'eux
relativement à leurs maladies; et comme le nombre et l'intensité de celles qui sont acquises peuvent augmenter à proportion que la vie se pro-
longe, quelque forts qu'ils soient nés, les enfans
issus de vieillards sont généralement, par cette
raison, plus exposés aux maladies héréditaires;
et comme en outre ils sont d'une plus faible cons-
titution que ceux qui sont nés de pères moins
âgés et qui jouissent de la plénitude de leurs forces, ils peuvent moins facilement éviter et encore
moins supporter les maladies héréditaires (1).

---

chat, etc., etc.; ces difformités qui sont journellement attribuées,
sans aucune raison, à des envies (*nævi*) de la mère pendant la
grossesse (*), ne sont-elles pas des effets des grossesses pénibles,
laborieuses, et d'autres fâcheuses dispositions de la mère? Mais si
de pareilles altérations peuvent se former à la peau, ne s'en forme-
t-il pas d'autres dans les parties internes auxquelles nous ne faisons
pas attention? Cela est plus que vraisemblable; et de là n'y a-t-il
pas des dispositions physiques et morales qui font que les enfans
ressemblent moins à leurs pères?

(1) *Senes et valetudinarii, imbecilles....... filios vitiosa constutione
gignunt, quâ tandem in morbos similes, hæreditarios idcircò nun-
cupatos, incurrant, ut parentibus liberi succedant, non minùs morborum, quàm possessionum hæredes.* Fernel, Pathol, lib. 1, *De
morborum causis*, cap. 11.

(*) (*Note du Trad. ital.*). Le vulgaire n'a pas été le seul à penser ainsi. Quelques professeurs célèbres ont soutenu cette même opinion, et parmi eux on peut citer
Levret et *Malebranche* à Paris, et *Galli* à Bologne, etc., etc.

On trouve dans cette note de M. Mazzoni, quelques détails ultérieurs qui tendent
à prouver les effets de l'imagination des mères sur les enfans, ou qui prouvent le
contraire.

La nourriture de l'enfant par sa propre mère
ou par une nourrice étrangère, peut encore
donner lieu à d'autres différences plus ou moins
remarquables relativement au physique et relativement au moral, mais qui l'assimileront de plus
en plus ou à sa mère ou à sa nourrice. Aussi
les anciens médecins qui regardaient cette dernière comme une seconde mère, ont-ils compris
parmi les maladies héréditaires plusieurs de celles
qu'ils avaient désignées sous le nom de *morbi
congeniti, connati seu connutriti* (Hippocrate);
parentales (Pline); *hæreditarii* (Fernel) (1);
celles que les enfans contractent de leurs nourrices, et elles ne sont en effet souvent que trop
remarquables.

Hippocrate, Galien, Fernel, Ingrassias, Baillou,
Sennert, Lazare-Rivière, Mead, Boerhaave, Stahl,
Morgagni, Louis Mercatus, Senac, Lieutaud, Hal-
ler, Zeller, Van-Swieten (2), et d'autres grands mé-

(1) Boerhaave, *Aphor. de curandis morbis,* 1075; Van Swieten,
ibid.

(2) *Morbos ex parentibus propagari in progeniem, innumeris ob-
servationibus confirmatur.* — *Aphor.* 1198, t. IV, p. 16. Ces savans
médecins ont cru, après quelques autres, que les maladies pouvaient se transmettre aux petits-fils, sans s'être manifestées chez
les enfans immédiats. *Silente sæpe morbo in genitore, dùm ex ævo
derivatur in nepotem. Aphor.* 1075, et cette opinion de Boerhaave
paraît à quelques médecins être confirmée et par les ressemblances
extérieures et par les maladies des familles. Mais cette ressemblance

decins (1) qu'il serait inutile de nommer après
ceux-là, ont admis des maladies héréditaires, et
ont compris dans ce nombre les scrophules,
le rachitisme, la manie, l'épilepsie, les convulsions, l'apoplexie, la paralysie, les maladies de la dentition, la phthisie pulmonaire,
l'asthme, l'hydropisie, la goutte, la pierre, etc.; et
y a-t-il un médecin répandu dans la pratique,
dans une grande ville surtout où les exemples
de ces maladies sont plus nombreux et rappro-
chés, qui ne se soit convaincu par l'observation,
que les enfans des pères qui les ont éprouvées y
sont ordinairement sujets? Nous disons ordinairement, car il y a à cet égard de nombreuses
exceptions, même lorsque la légitimité de succession ne doit pas être soupçonnée.

non interrompue ne nous paraît pas, à beaucoup près, être aussi
bien prouvée que celle qui est directe.

(1) M. Forestier a publié en 1802, une bonne Dissertation pour
son doctorat, intitulée : *De Morbis aut noxis puerorum a vitiatis*,
depravatisve parentum humoribus. M. Forestier dit dans cette
Dissertation, que non seulement il est prouvé que des maladies se
transmettent des pères aux enfans (a), mais même à des descendans
plus éloignés, et quelquefois sans avoir paru dans leurs propres
pères ; *nullam sui aliquando in filio præsentiam exhibent inertiâ*
que manent in illo, redeuntque in nepote. M. Forestier n'a pas man-
qué de faire observer que parmi les maladies héréditaires il y en
avait qui ne survenaient souvent que dans un âge très-avancé,
ce qui est en effet tous les jours confirmé par des exemples.

(a) Ou des nourrices : *quod de parentibus itidem de nutricibus.* Ibid.

(8)

A ces maladies héréditaires ne pourrait-on 'pas réunir aussi le cancer, l'amaurose, la cataracte (1), la surdité et le mutisme ? Morgagni a vu trois sœurs muettes d'origine. Les auteurs en ont cité d'autres exemples , et nous pourrions nous-même assurer en avoir vu de semblables. Les herniaires ne doutent pas qu'il n'y ait plus de hernies dans quelques familles que dans d'autres, et que les enfans n'en héritent aussi de leurs pères : aussi, bien loin de restreindre le nombre des maladies héréditaires, et encore moins d'en nier l'existence, comme quelques auteurs n'ont pas craint de le faire, nous croyons que le nombre en est très - considérable (2), sans cependant vouloir l'étendre autant qu'Hippocrate le faisait; car il croyait que toutes les maladies tenaient plus ou moins de la paternité , *aliqua quidem ex parte* (3), et que les enfans héritaient plus ou moins du tempérament de leur père (4).

---

(1) Woolhouse (de la *Cataracte*, p. 24) , a rapporté un exemple remarquable de la cataracte de famille, *Journal de Paris,* article *Évreux*, 13 décembre 1807.

(2) Haller a admis un très-grand nombre de maladies de famille et héréditaires, *Physiologiæ elementa, de semine,* lib. XXIX, sect. II, art. VII.

(3) *Prædict.*, lib. II.

(4) *Ex pituitoso pituitosus, ex bilioso biliosus gignitur, ut ex tabido tabidus , et ex lienoso lienosus ; quid prohibet ut cujus pater et mater hoc morbo correpti fuerunt, etiam posteriorum ac nepotum*

Parmi les maladies de famille, toutes n'étant pas héréditaires, il ne faut pas les confondre. On dit qu'elles sont de famille lorsque plusieurs des individus qui la composent en sont atteints, et on dit qu'elles sont héréditaires lorsqu'elles se transmettent successivement des pères aux enfans, en une ou en plusieurs générations.

Parmi celles qui sont de famille, et qui ne sont pas héréditaires, on doit comprendre, 1° la stérilité ; 2° les conformations externes ou internes qui sont tellement vicieuses, que les enfans ne peuvent longtemps vivre dans un pareil état; 3° enfin toutes les maladies de famille qui font périr les individus avant qu'ils soient parvenus à l'âge où ils peuvent procréer des enfans, et souvent par des causes cachées : mais si ces individus résistent à ces maux, ils peuvent les transmettre à leurs enfans.

Parmi les maladies qui sont souvent de famille et qui sont quelquefois héréditaires , on doit comprendre les convulsions par des causes intérieures ou par le travail de la dentition , les hydropisies de cerveau , les vers. Si ces maladies sont très-violentes, elles font périr les en-

---

aliquis eo corripiatur; semen enim genitale ab omnibus corporis partibus procedit, à sanis sanum, à morbosis morbosum. HIPP. *De morbo sacro.*

fans de toute une famille; mais si elles ne sont
pas si intenses, elles peuvent parvenir de race
en race aux enfans; quelques-uns succombent
et d'autres ont assez de force pour y résister;
c'est ce qu'on observe généralement tous les
jours.

Les *maladies héréditaires* les plus communes
sont les scrophules, les dartres, les diverses
phthisies, la pulmonaire principalement, l'épilepsie, la manie.

Les maladies qui sont moins fréquemment héréditaires que les précédentes, quoiqu'elles le soient
souvent, sont les rhumatismes, la goutte, l'asthme, la pierre (1), les calculs biliaires, les hydropisies, les cancers, etc. C'est ce qu'il paraît y
avoir de plus constant; mais on ne peut se dissimuler qu'il n'y ait, en cela, beaucoup de différences, tantôt provenant de l'intensité de la cause
originelle, et tantôt des causes accidentelles ou
des complications qui donnent à ces maladies
plus d'intensité et plus de susceptibilité à se
transmettre des pères aux enfans.

L'opinion d'Hippocrate sur les maladies héréditaires, a été celle des médecins, jusqu'à Sennert, Ethmuller, Maurice Hoffmann, qui n'ont

(1) Montaigne, qui avait la pierre dans la vessie, comme son père
l'avait eue, croyait bien « tenir de lui cette qualité pierreuse ». *Essais de Michel Montaigne*, liv. II, chap. 7.

voulu reconnaître parmi les maladies héréditaires aucune maladie aiguë.

Quant à la transmission des maladies chroniques des pères aux enfans, ils l'ont regardée non seulement comme possible, mais comme très-commune (1) ; c'était ce que les médecins pensaient assez généralement encore en 1748, lorsque l'Académie des sciences de Dijon proposa, pour un de ses prix, de *déterminer comment se faisait cette transmission.* M. Louis, ce célèbre chirurgien qui a fait tant d'honneur à la chirurgie française, au lieu de répondre au sujet proposé, publia une dissertation très-bien écrite, comme tout ce qui sortait de sa plume, pour prouver qu'il n'y avait pas des maladies héréditaires; mais ce qu'il a dit contre cette opinion est plus ingénieux que fondé en rasion (2).

La difficulté ou plutôt l'impossibilité d'une explication satisfaisante de la communication de cette sorte de maladies des pères aux enfans, a plus d'une fois donné lieu à des médecins d'en

---

(1) Stahl admettait dans les familles une certaine disposition à diverses maladies : *Hæreditaria dispositio ad varios affectus.* 1706, *in-*4°.

(2) (*Note du Trad. ital.*). En admettant l'infection de l'humeur prolifique du mâle ou bien en l'admettant chez la mère, il est facile de concevoir comment se fait la transmission du germe de la maladie des pères aux enfans. Cette transmission peut s'expliquer également et dans le système des *ovistes* et dans celui des *séministes,* et même dans celui des animalistes.

nier l'existence, comme s'il fallait toujours, pour admettre un fait, en connaître la cause; et cependant, par une bizarre contrariété, ces mêmes médecins ne pouvaient s'empêcher de reconnaître la ressemblance extérieure des enfans avec leurs pères, qu'ils ne pouvaient pas mieux expliquer. *Rerum eventa magis arbitror, quàm causas*, disait Cicéron, *quæri opportere; et hoc sum contentus quod etiam si quomodo quidquid fiat ignorem, quod fiat intelligo.* (*De divinat, lib. 11.*)

Étudions les phénomènes de la nature, lors même qu'elle nous cache les moyens qu'elle employe pour les opérer; leur connaissance est toujours curieuse, et elle est utile si elle facilite les progrès de l'art de guérir.

La Société royale de médecine crut, en 1787, devoir demander pour un nouveau prix : 1°. S'il existe des maladies héréditaires, et quelles elles sont ;

2°. S'il est au pouvoir de la médecine d'en empêcher le développement, ou de les guérir lorsqu'elles sont déclarées.

Des mémoires admis au concours de ce prix furent imprimés; mais ce que leurs auteurs ont dit à ce sujet ne nous a pas paru devoir nous empêcher de publier nos remarques; elles sont le résultat de nos observations anatomiques et cliniques, qui prouvent qu'il y a des maladies héré-

ditaires, et qui répandent des lumières sur la nature et sur le traitement de plusieurs de ces
maladies.

Les maladies héréditaires consistent non seulement dans des vices de conformation plus ou moins
grands des parties extérieures, mais souvent encore
dans ceux des organes intérieurs, et l'anatomie le
démontre; c'est aussi de ces vices intérieurs de
conformation et de structure, que proviennent
les altérations des fonctions ou les diverses maladies symptomatiques de famille dont plusieurs sont réputées héréditaires par les plus savans médecins. Nous tâcherons de le prouver
dans ce mémoire.

Parlons d'abord des vices extérieurs de conformation, nous traiterons ensuite de ceux qu'on
a reconnus dans les parties internes, et nous fini-
rons par donner le résultat de nos considérations
sur la nature et le traitement des maladies héréditaires.

On ne peut s'empêcher de reconnaître des
familles dont les individus sont généralement
grands ou petits, grêles ou gros ; par le volume
des os ou des muscles, ou par la quantité de
graisse plus ou moins abondante dans le tissu
cellulaire; dont la tête est proportionnellement
plus grosse que n'est généralement la tête de
ceux d'une autre famille. On en observe aussi,

ce qui est moins commun, qui ont une petite
tête sur un grand corps : mais d'autres fois, et
dans la même famille, on reconnaît des crânes
rétrécis et alongés, ou élevés en proportion, ou
plus courts et plus larges aussi proportionelle-
ment; ce qui du reste est sans conséquence
relativement au moral et au physique, si la capacité du crâne reste la même, comme cela a
lieu ordinairement, ainsi qu'Hippocrate et les
bons observateurs l'ont remarqué (1).

---

(1) Nous ajouterons que rien ne peut tromper davantage sur la
capacité du crâne, que de la juger d'après le volume et la forme
de la tète; les os du crâne ayant quelquefois une très-grande épaisseur, ou étant très-minces et étant aussi recouverts dans une grande
étendue par des muscles qui donnent au crâne en général, ou à quelques parties de la tète, plus ou moins de volume. Souvent, lorsque
le crâne est convexe d'un côté, il est proportionnellement plus
aplati de l'autre; d'où il résulte qu'il peut ainsi conserver la même
capacité; raison sans doute qui a déterminé Riolan à blâmer quelques anciens qui avaient cru pouvoir, d'après le volume ou la figure
du crâne, apprécier l'état du cerveau et par suite la force, la faiblesse, la rectitude ou la dépravation de l'esprit (a).

Cependant on ne peut disconvenir qu'il n'y ait des vices de conformation du crâne qui influent sur les fonctions du cerveau; et le
défaut ou l'irrégularité du développement des os du crâne, dans le
premier âge, en peuvent être la première cause. Hulnaud (b) a remarqué que lorsque leur ossification est trop prompte, les sutures
disparaissent, et que les os se réunissent; d'où il résulte que la ca-

(a) Riolan, Anthropographie, Comment. De ossibus, p. 461, in-fol. Paris,
1649. (Note du Trad. ital.). Les nombreuses observations sur les variétés des formes des crânes, rendent très-douteuse la manière de raisonner du docteur Gall; et
l'on a trop loué le discours d'Alexandre Moreschi, professeur d'anatomie humaine
à l'université de Bologne, publié en 1807, sur le système crânioscopique.
(b) Mémoires de l'Académie des sciences, 1740.

Revenons aux différences qu'on observe dans
les familles : il y en a dont les enfans ont, comme
leur père, les os carrés du nez plus relevés, ou plus
aplatis (1), ou plus longs, ou plus courts, et dont
les cartilages de cette partie ont plus ou moins d'é-
tendue, de mobilité, et sont de figure diverse, ar-
ticulés entr'eux plus ou moins strictement et plus
ou moins recouverts d'une substance graisseuse.

---

vité du crâne n'augmente pas, du moins autant qu'il le faut pour
que le cerveau prenne complétement son libre accroissement ou
développement; d'où il résulte encore une altération ou du moins
une compression dans cet organe, ce qui donne lieu à un trouble
dans les fonctions physiques et morales. Je crois qu'on ne peut le
révoquer en doute; mais le vice scrophuleux qui se transmet dans
les familles, n'est-il pas une cause fréquente de tous ces désordres
dans le développement des parties et des altérations de leur structure. J'ai cité dans mon *Anatomie médicale* quelques faits qui le
provent (a). Le vice dartreux ne peut-il pas aussi produire les
mêmes effets? Il est sûr qu'on le reconnaît quelquefois en des pareils
sujets, ainsi que le vice scorbutique, etc.

(1) Les enfans ont aussi en naissant la racine du nez très-enfoncée, les sinus frontaux n'étant pas encore développés; mais lorsque
la lame antérieure de ces sinus se porte en avant, par une suite de
leur ossification et de leur agrandissement, que l'air de la respira-
tion peut bien favoriser, la racine du nez se relève plus ou moins,
et à ce sujet il y a de grandes variétés. Dans quelques familles
la racine du nez des individus qui la composent est presque de
niveau avec le *glabella* ou l'intervalle du front qui est entre les
sourcils, et dans d'autres, au contraire, cette racine du nez reste
très-enfoncée; ce qui donne lieu à des différences remarquables dans
la physionomie, et propres à telle ou telle famille; on n'en doutera
pas si on veut en comparer les divers individus.

(a) *Anatomie médicale*, article *Maladies du cerveau*, t. I, p. 95 et t. IV, p. 92.

Il en résulte que les individus de certaines familles ont un nez d'une forme et d'un volume
qui les distingue des autres : ainsi la famille dont
saint Charles Borromée était issu avait un gros nez
aquilin, encore remarquable chez les descendans de cette famille (1), etc., etc.

Nous pourrions en citer d'autres dont les pères
et les enfans ont tous, ou presque tous les lèvres
excessivement grosses; d'autres dont les oreilles
sont très-amples et épaisses; d'autres fort petites,
presque sans lobule (2).

---

(1) Le docteur Grégory, l'un de nos anciens auditeurs, qui rem-
place aujourd'hui avec la plus grande distinction, dans la chaire de
médecine théorique et pratique d'Edimbourg, son illustre père,
raconte à ses nombreux disciples (a), pour les convaincre de la ressemblance des enfans à leurs pères, tant pour l'extérieur que pour
l'intérieur, qu'ayant été appelé dans une des campagnes d'Ecosse
pour y voir une riche héritière malade, il reconnut à la configuration
de son nez qu'elle ressemblait au grand chancelier d'Ecosse sous le
règne de Charles Ier, dont on conservait le portrait, et que l'après-
dîner, en se promenant dans le village, il reconnut la même forme
de nez dans quelques payans. L'intendant de la maison qui l'accom-
pagnait, lui répondit que cela n'était pas étonnant, puisque ces
personnes descendaient des bâtards de cet illustre seigneur. Combien d'exemples des ressemblances ne pourrait-on pas observer dans
les familles, si l'on y faisait attention ?

(2) Dans quelques familles, le grand contour du pavillon de l'o-
reille externe au lieu d'être circulaire et uni, est extérieurement

(a) Communiqué par M. Candell, disciple de M. Grégory. Ce fait a été vérifié
par le docteur *Pritchard*, dans ses recherches sur l'histoire physique de l'homme,
publiée en anglais, au rapport de M. *Joseph Adams*, dans son Traité des Maladies
héréditaires, p. 69, note 10.

Il y en a dont les os de la pommette sont plus
ou moins convexes, le bas du menton plus ou
moins enfoncé ou relevé, la face plus ou moins
ovalaire, irrégulièrement triangulaire ou car-
rée, plus saillante ou plus aplatie, quelquefois
comme tronquée inférieurement par défaut de
développement du corps de la mâchoire infé-
rieure.

Dans certaines familles les individus ont une
poitrine ample, et dans d'autres cette cavité est
rétrécie, alongée, raccourcie; il en est qui sont
à larges épaules, d'autres qui les ont trop rap-
prochées, défaut qui coïncide très-bien avec celui
d'une poitrine trop étroite.

Combien de familles n'a-t-on pas sous les yeux
dont les individus sont tous, ou presque tous bossus; j'en connais une à Paris qui en comprend
sept et de trois générations : d'autres dont les jambes sont torses, ayant les os du bras, de l'avant-
bras, de la cuisse ou des jambes proportionnellement plus longs ou plus courts qu'il ne faudrait
pour la régularité de la taille (1).

Il y a aussi des familles à grandes ou à petites
mains, à grands ou à petits pieds, larges et

---

et postérieurement surmonté d'un corps cartilagineux plus ou
moins vertical, ce qui change la forme de l'oreille d'une manière
étrange. Elle ressemble à celle qu'on attribue aux faunes, aux
satyres.

(1) Je supprime ces exemples pour ne pas déplaire aux familles.

2

courts, rétrécis et longs, avec des expan-
sions membraneuses plus ou moins étendues qui
unissent les doigts d'une manière plus ou moins
intime, à peu près comme on le voit dans les
pattes des canards et des oies; quelquefois ces ir-
régularités dans le développement des extrémités supérieures et inférieures, sont en rapport
entr'elles, ou bien on y observe le contraire; je
veux dire que les extrémités inférieures sont plus
courtes, quand les supérieures sont plus longues;
qu'il n'y a que quatre doigts aux pieds, quand il y
en a six aux mains, *aut vice versâ*, ce qui est cependant rare; car le plus souvent les mêmes difformités existent aux extrémités supérieures comme
aux inférieures, et quelquefois d'un seul côté.

Nous avons vu à l'Académie royale des sciences
un homme qui avait les mains monstrueuses par
leur volume; il nous assura que son père les avait
aussi énormément grosses.

Des familles dont M. Morand a fait mention
dans un de ses mémoires imprimé parmi ceux de
l'Académie des sciences, année 1769, compre-
naient plusieurs *sex digitaires* ou individus qui
avaient six doigts (1).

(1) M. de Réaumur avait aussi fait mention de la famille Kalleia,
dont quelques individus avaient six doigts à chaque main, et autant
d'orteils à chaque pied. *Art de faire éclore les poulets*, cité par Haller,
Elemen. physiol. t. VII, lib. XXIX.

(*Note du trad. ital.*). Il existe à l'hôpital de Sainte-Marie-des-

Des difformités extérieures, communes dans quelques familles, ont été observées dans tous les temps, et les anciens ne doutaient pas qu'elles ne fussent héréditaires. Ils étaient tellement persuadés que les enfans ressemblaient à leurs pères, qu'ils disaient *macrocephali à macrocephalis*,

---

Innocens, une collection de préparations anatomiques et zootomiques, formée depuis l'an 1780 jusqu'à l'année 1790, par le célèbre professeur *Laurent Nannoni*, et rassemblée dans ces dernières années par son fils, *Joseph Nannoni*, lecteur des maladies des enfans ; collection à laquelle j'ai contribué en ma qualité de prosecteur d'anatomie, et dans laquelle on a trouvé des mains et des pieds avec six doigts plus ou moins symétriques.

(*Remarque de l'Auteur*). Ces difformités dans la configuration ne s'observent pas seulement dans les os, mais encore dans les muscles, dans les vaisseaux, dans les nerfs ; j'ai vu, et plusieurs fois vu, l'artère brachiale se prolonger jusqu'au-dessous du tiers à la partie supérieure de l'avant-bras, ou plus bas encore, et s'y diviser en deux branches, la cubitale et la radiale ; tandis que dans le même sujet, l'artère crurale se prolongeait aussi à la partie postérieure et presque moyenne de la jambe pour former la tibiale postérieure et la péronière. Quelquefois au contraire, les divisions de ces deux artères, brachiale et crurale, se faisaient également plus haut que dans l'état naturel : mais cependant le contraire a été observé ; je veux dire que si l'artère brachiale se divisait plus haut, la crurale se divisait plus bas. Il est probable que de pareilles différences seraient un peu plus souvent observées dans les vaisseaux, dans les nerfs et dans les muscles dans les individus des mêmes familles, si on les soumettait, après la mort, à la dissection. Je le crois d'après la conformité des configurations externes qui ont été observées dans quelques familles. Je pourrais ici rapporter quelques faits qui le confirmeraient, surtout relativement aux muscles surnuméraires, etc., etc.

et les Latins, *capitones à capitonibus, pumiliones à pumilionibus.*

Indépendamment de ces différences relatives au développement des os augmentés ou diminués de volume, généralement ou partiellement, on a remarqué dans quelques familles des différences semblables relativement aux muscles du tronc et des membres. J'en ai vu une dont le père et deux enfans, garçons, avaient la moitié gauche du corps, relativement aux muscles, beaucoup plus grosse que la droite; aussi étaient-ils *gauchers*, comme on le dit ordinairement, ou bien se servaient-ils plus habituellement de l'extrémité gauche que de la droite. D'ailleurs tout le côté gauche était, chez eux, plus fort que le côté droit, ce qui est rare; car la plupart des hommes de tous les pays ont le côté droit généralement plus fort que le côté gauche (1).

Je connais une famille dont les pères et les enfans ont une telle disposition dans les muscles du nez et des lèvres, et une telle mobilité dans les cartilages du nez, qu'ils ne peuvent parler sans les mouvoir. On voit continuellement, quand ils parlent, la pointe de leur nez se relever ou s'abaisser.

J'ai connu un seigneur espagnol qui avait une

(1) *Voyez* notre Anat. Médic., tome III, p. 210.

joue plus grosse que l'autre ; c'était parce que l'os maxilaire de ce côté et les chairs qui le revêtaient avaient plus de volume que dans l'état naturel. Il paraissait au premier aspect avoir une fluxion ; il me dit que son père et quelques-uns de ses oncles avaient une pareille difformité, et cela me fut certifié par plusieurs Espagnols qui étaient alors à Paris.

Quelques auteurs (1) ont aussi fait mention de quelques familles *triorchides* ou à trois testicules, parmi lesquelles on a compté celle des comtes Colleoni ou Coglioni de Bergame; mais à cet égard il ne faut pas ignorer qu'on peut quelquefois prendre pour un testicule une tumeur contre nature dans les testicules , ou dans les bourses, quelquefois un épiplocèle (2) , etc.

Combien donc n'a-t-on pas observé de difformités extérieures qui se propagent dans les familles, et combien d'autres n'observerait-on pas si on y portait une attention convenable!

Mais ces difformités observées à l'extérieur n'auraient-elles pas dû conduire à des recherches pour l'intérieur (3)? N'y a-t-il pas des rap-

---

(1) *Voyez* Arnaud, *Mémoires de Chirurgie*, t. I, p. 125 *et suiv.*

(2) (*Note du trad. ital.*). J'ai vu des hydrocèles hydatidiques le long du cordon spermatique , et la forme, la consistance de ces tumeurs en avait imposé aux uns pour un squirrhe, et aux autres pour un troisième testicule.

(3) Si nous en avons parlé aussi longuement, c'est parce qu'étant

ports naturels ou morbifiques entre les parties
internes et externes ? Beaucoup de faits le prouvent. J'ai recueilli plusieurs exemples de ressemblances extérieures dans des personnes d'une
même famille qui ont péri des mêmes maladies
que les auteurs de leurs jours, ou leurs proches
parens ; et je ne doute pas, d'après ces observations, que des recherches suivies sur cet objet
n'eussent fourni des résultats bien intéressans : ils
auraient appris du moins que certains viscères,
dans des individus de quelques familles, étaient
plus grands ou plus petits, plus ou moins altérés
dans leur substance ; d'où devaient nécessairement résulter des maladies héréditaires (1).

---

bien constatées et même communes, on ne peut raisonnablement
s'empêcher de croire que les ressemblances intérieures n'ayent également souvent lieu dans les familles. Je ne doute pas que les
anatomistes ne parviennent à en observer beaucoup quand ils
dirigeront leurs recherches sur cet objet important. Notre grand
Baillou en était si persuadé, qu'il dit, après avoir fait des remarques curieuses et utiles sur la transmission des configurations et des vices extérieures dans les familles, qu'il est convaincu qu'il y en a également d'internes : *et ita lustrare op-
portet intestinas partes. Baillou. oper. omn.* t. III, p. 267. *Consit.
Méd. lib. II*, consit. 1. Je ne doute pas qu'on ne puisse souvent découvrir des rapports entre les vices externes du corps et
les configurations internes des organes.

(1) (*Note du trad. ital.*). Dans la collection de préparations anatomiques que l'on trouve dans l'hôpital de Ste-Marie-des-Innocents,
on observe plusieurs vices de conformation des viscères de la
poitrine et de l'abdomen. En outre des vices de position que j'ai
remarqué dans un grand nombre. Les plus remarquables concer-

Parmi plusieurs faits de ce genre que j'ai recueillis, je me bornerai à dire que j'ai connu deux familles; celle de Vitel, demeurant rue des Saints-Pères, et celle de Villement, marchand parfumeur, marché Saint-Martin, dans lesquelles plusieurs individus sont morts de palpitations de cœur, après leur avoir donné des soins inutiles. J'ai assisté à l'ouverture du corps de deux de ces malades, un de chaque famille, et j'ai reconnu que le ventricule gauche du cœur était très-dilaté, quoique la paroi de ce ventricule fût énormément épaisse dans ces deux sujets; et comme les autres parens étaient également morts de palpitations de cœur avec des accidens parfaitement semblables, on peut raisonnablement croire que si on les eût ouverts, on eût reconnu dans leur cœur la même altération. Le corps de Vitel fut ouvert par M. Claude-Michel Martin, et celui de M. Villement par MM. Cornac et Boyer.

---

nent les reins et les uretères, et sont relatifs à leur nombre, leur figure, leur disposition et leur situation. On y voit aussi une pièce où l'utérus et le vagin manquent, les ovaires et les trompes étant placées sur les fosses iliaques, et l'utérus étant remplacé par un rein de forme triangulaire situé entre la vessie et l'intestin rectum, et la vulve existant cependant comme à l'ordinaire à l'extérieur. *Nannoni* a plusieurs fois reconnu le défaut de l'utérus dans quelques femmes qui avaient un vagin et dans d'autres femmes qui n'en avaient pas.

Des palpitations du cœur par l'anévrisme de ce viscère ont été bien reconnues et admises par les auteurs, et entr'autres par Lancisi. Ce savant auteur en a cité des exemples qu'il avait observés en Italie où on en voit encore tous les jours. J'ai été moi-même plusieurs fois consulté pour ces sortes de cas (1) par des Italiens même. La famille Gonzalvi en offre un exemple en ce moment.

N'y a-t-il pas aussi des affections spasmodiques nerveuses remarquables dans les familles, soit qu'elles altèrent les fonctions de l'ame, soit que ces fonctions restent intactes pendant les convulsions ou mouvemens inordonnés des muscles?

Dans combien de familles les épilepsies, les manies, les affections hystériques, les tremblemens des membres, ne sont-ils pas communs?

---

(1) Je ne doute pas que ces palpitations héréditaires, si on en juge par celles que j'ai observées, ne soient occasionées fréquemment par un surcroit d'épaisseur des parois des ventricules du cœur, provenant d'une espèce de vice stéatomateux; mais nous ne croyons pas que les parois du cœur, quoique plus épaisses, soient pour cela plus fortes, et que l'anévrisme soit actif, comme on l'a dit dans ces derniers temps; car alors les parois du cœur, quoique plus épaisses, par état de maladie, sont moins fortes, et par là, plus susceptibles d'être distendues par le sang, seul agent de la dilatation du cœur et des vaisseaux affectés d'anévrisme; ce qui fait qu'alors cet anévrisme est passif comme il l'est lorsque les parois du cœur sont amincies.

et ces maladies ne se sont-elles pas transmises des pères aux enfans (1)? Nous avons vu à Paris le maréchal de Beauveau et quatre de ses sœurs éprouver des tremblemens de tête très-considérables. On pourrait peut-être croire que ces espèces de convulsions avaient été un effet de l'imitation par une imagination frappée, comme on en a des exemples; mais cette famille n'était point réunie. On a remarqué que ce tremblement de la tête leur était survenu à peu près au même âge. On croyait dans la famille que cette maladie était héréditaire.

Morgagni nous a transmis l'histoire d'une femme morte des mêmes vomissemens dont sa mère avait péri, et dont les enfans commençaient de les éprouver. On reconnut par l'ouverture du corps de cette femme que l'estomac était rétréci, le pancréas dur, comme squirrheux, et que des concrétions nombreuses réunissaient le péricarde au cœur (2).

J'ai vu deux sœurs mourir de vomissemens. Leur père était mort de la même maladie; l'une d'elles ayant été ouverte, on reconnut que le

---

(1) (*Note du trad. ital.*) Dans la ville de Norcia en Umbrie, il y a une famille dont la mère et les enfans sont également sujets au *melœna* ou maladie noire.

(2) Epist. XXX, art. 7.

pylore était presque oblitéré, et que son contour était très-tuméfié par une substance cartila-
giniforme qu'on attribua à un épaississement de
la substance albumineuse. Je ne doute pas que
-les vomissemens par cette cause n'ayent été quelquefois héréditaires.

Enfin n'y a-t-il pas des familles dont les épi-
ploons sont énormément surchargés de graisse,
dont le foie est plus gros, et dont le ventre est plus
volumineux que leur taille ne comporte; et n'ob-
serve-t-on pas ces défauts de proportions dans
quelques familles, et qui se sont transmis des pères
aux enfans ou qui ont été véritablement héréditaires (1), défauts qui ont été plus d'une fois suivis
d'hydropisie, et à l'ouverture du corps de ces
personnes on a reconnu des concrétions stéatomateuses. Je pourrais citer plusieurs exemples de
cette espèce d'hérédité qui viendraient à l'appui
de ce que j'avance.

D'après cela, doit-on être surpris qu'il y ait
des maladies qui se transmettent, dans certaines
familles, des pères aux enfans, et que les méde-

---

(1) Les Grecs ont appelé les individus de ces familles *physcones*.
L'un des Ptolémées a été pour cette raison surnommé par les
Égyptiens *Physco*, au rapport de Tite-Live. — Sauvages a connu
sous le nom de *physconie*, le genre d'intumescence occasioné par
l'accroissement contre nature des parties solides du bas-ventre, en y
comprenant la graisse.

cins en aient tenu un grand compte dans la pratique pour le prognostic et pour le traitement? Je
crois que cela est si utile, que je desirerais qu'on
eût dans chaque famille un registre mortuaire de
ce genre. Que de choses curie useset utiles n'y
apprendrait-on pas !

Mille fois j'ai eu le plus grand regret d'ignorer
l'histoire des maladies de la famille du malade qui
était confié à mes soins. Je ne doute pas que cette
connaissance ne m'eût été utile pour le traiter
mieux. Un pareil tableau nosologique ne servirait
pas peu, surtout pour l'éducation médicale des
enfans, afin de détruire en eux la disposition à
telle ou telle maladie dont ils pourraient avoir
hérité.

ARTICLE II.

Les maladies héréditaires, toutes différentes
qu'elles paraissent d'abord, proviennent-elles de
diverses causes, ou une seule pourrait-elle les
produire, sinon toutes, du moins pour la plupart?
Cette dernière question nous paraît digne de
quelques discussions.

Il est d'abord certain que plusieurs de ces maladies sont annoncées par la configuration externe
des parties osseuses, tenant plus ou moins du
rachitisme, qui se propage sans aucun doute dans
les familles.

La plupart des épileptiques, des maniaques, n'ont-ils pas une conformation extérieure, du crâne en particulier, qui tient plus ou moins du rachitisme ?

Les phthisies pulmonaires ne sont-elles pas annoncées par le resserrement de la poitrine, une mauvaise conformation des côtes, des clavicules, avec saillie des épaules en arrière (*scapulæ alatæ*)? Donc plusieurs maladies héréditaires tiennent plus ou moins du vice rachitique.

Cependant ce vice n'exerce pas tous ses effets visiblement dans la charpente osseuse ; il en produit souvent intérieurement qui ne sont pas apparens au dehors. Combien de fois n'en a-t-on pas reconnus dans le bassin des femmes qui paraissaient bien conformées, etc., etc. (1).

Mais le rachitisme ou l'altération des os qui en change la forme, étant l'effet d'un vice de la lymphe bien reconnu par les symptômes de la maladie et par le résultat de l'ouverture des corps, cette altération ne peut-elle pas avoir lieu dans des parties internes, sans que les os en soient extérieurement visiblement affectés? Cela n'est pas

---

(1) (*Note du trad. ital.*) Il serait utile d'examiner attentivement le bassin des jeunes personnes que l'on destine au mariage ; on leur éviterait et aux enfans qu'elles auront un jour, de grands malheurs.

douteux, ou, pour mieux dire, cela est démontré par mille faits.

Alors, quelles que diverses que ces maladies paraissent, ne sont-elles pas les effets d'une cause commune qui ne diffère souvent que par quelques modifications; que par la diversité des différens organes affectés dont les fonctions sont aussi diversement troublées? Nous ne croyons pas qu'il puisse y avoir aucun doute à cet égard.

Ainsi qu'il y a des scrophuleux qui ont des congestions stéatomateuses dans les parties internes, sans avoir les glandes du cou engorgées; de même le rachitisme, qui est l'effet du vice scrophuleux, surtout celui qui est héréditaire, peut donner lieu au développement plus ou moins irrégulier du corps ou de quelques-unes de ses parties, ou à un défaut même de nutrition; tellement que certaines parties acquièrent un surcroit de volume et que d'autres en perdent (1); ce qui nécessairement donne lieu à des maladies qui se propagent dans les familles comme le vice scrophuleux s'y transmet visiblement lui-même quand il est bien caractérisé.

_____

(2) (*Note du trad. ital.*) En faisant l'ouverture d'un grand nombre de cadavres d'enfans, j'ai trouvé dans les uns les os ramollis, et dans les autres gonflés ou cariés; et parmi un grand nombre d'autres désordres, j'ai trouvé beaucoup d'altérations dans les viscères ou dans leur voisinage.

Le cerveau des maniaques, des épileptiques ,
des apoplectiques d'origine, soit que les crânes des
sujets qui sont morts de ces maladies aient plus ou
moins de difformité, comme cela est très-ordi-
naire, soit qu'ils paraissent dans leur état naturel,
est presque toujours plus ou moins endurci par
des matières stéatomateuses, et particulièrement
la moëlle alongée et les parties du cerveau qui
en sont voisines; c'est ce qu'on observe aussi
chez les scrophuleux. C'est un fait bien prouvé
par les observations anatomiques.

Sur divers exemples de ce genre que je pourrais citer , je ne rapporterai que celui d'un jeune
homme mort d'épilepsie, dont la mère était at-
teinte d'un vice scrophuleux bien manifeste dans
les glandes du col, et qui était aussi sujette elle-
même aux accès d'épilepsie. Le jeune homme
étant mort d'une apoplexie à la suite d'un accès
d'épilepsie , comme cela arrive presque toujours,
j'en fis faire l'ouverture par M. Marchand, alors
mon prévôt d'anatomie; il reconnut dans la moëlle
alongée et dans les productions du cerveau et du
cervelet, un endurcissement presque cartilagineux; du reste il n'y avait aucun vice apparent
dans les os du crâne.

Les anatomistes ont également reconnu de
pareils endurcissemens dans le cerveau, et encore quelquefois dans d'autres organes, de la poi-

trine , du bas-ventre , avec des engorgemens
dans les glandes lymphatiques, dans des sujets
qui avaient éprouvé la manie ou qui étaient morts
d'apoplexie, et dont les parens avaient eu la même
maladie, et également sans aucun vice de conformation du crâne.

Les mêmes altérations ont été reconnues dans
des sujets dont l'esprit avait été diversement aliéné, soit qu'il y eût eu en eux quelque vice apparent dans la conformation du crâne, soit qu'ils
eussent eu quelques symptômes du vice scrophuleux, ou sans qu'aucune de ces affections
morbifiques eût été annoncée en aucune manière
par des signes extérieurs ; mais les endurcissemens du cerveau n'étaient-ils pas de la même
nature ? Pourrait-on leur en attribuer d'autre ?

Quant aux maladies de la dentition qui font
périr tous les jours des enfans des mêmes familles,
si on en recherche la cause, on la reconnaît fréquemment dans le rachitisme plus ou moins
annoncé par la conformation vicieuse des os du
crâne en général, et de ceux de la face ou des
autres parties. Je me suis plusieurs fois convaincu
par l'ouverture du corps de ces enfans qu'il y avait
des endurcissemens remarquables dans le cerveau, souvent lorsque d'autres parties de ce viscère
étaient ramollies, que son volume était considé-
rablement augmenté, ses circonvolutions étant

entièrement effacées (1), ou à peu près, que
ses ventricules étaient pleins d'eau, et qu'il y en
avait aussi beaucoup d'épanchée entre les membranes de ce viscère.

Mêmes indications sont tous les jours reconnues
dans les poumons de ceux qui périssent de la
phthisie pulmonaire scrophuleuse, phthisie qui
se propage très-souvent dans les familles, comme
nous l'avons bien prouvé dans l'ouvrage que nous
avons publié sur cette maladie.

Ceux qui composent ces familles sont des-
tinés à périr de la phthisie pulmonaire, par
une disposition héréditaire des organes : *Quasi
jure parentum tabidâ stirpe sati* , disait le
grand Fernel ; et cette disposition, comme nous
nous en sommes plusieurs fois convaincus par
l'ouverture des corps, consiste en un engorgement des glandes lymphatiques du corps en
général et des poumons en particulier, par la
gélatine et l'albumine qui s'y concrètent souvent,
ainsi que dans le tissu cellulaire des poumons,
autour de ces glandes et ailleurs ; d'où résultent
des concrétions stéatomateuses qui tournent à
une mauvaise suppuration, avec une destruction

---

(1) *Voyez* dans l'*Anatomie médicale*, quelques exemples semblables, t. IV, art. *Cerveau.*

plus ou moins étendue de la substance des poumons.

Plusieurs phthisiques sont morts avant que cette
destruction ait eu lieu, et sans avoir craché de
pus, ce qui n'est pas étonnant. D'autres n'en ont
pas craché non plus, quoiqu'il y ait eu divers
ulcères stéatomateux dans les poumons, mais sans
doute parce qu'alors il n'y avait pas de communication de ces foyers de mauvaise suppuration
avec les bronches.

D'autres familles (cela est moins commun)
sont ravagées par la phthisie mésentérique, hépatique, splénique ; et ces maladies souvent héréditaires, si on veut bien y réfléchir, sont les
effets d'un vice stéatomateux que les ouvertures
des corps font évidemment reconnaître.

Toutes ces phthisies d'origine, quoiqu'affec-
tant divers organes, proviennent donc de la
même cause.

Quelquefois un dépôt extérieur qui s'est heureusement formé a sauvé des individus de la mort
la plus imminente (1).

On a vu des maladies du cerveau, de la poitrine surtout, guéries par des abcès survenus aux

_____

(1) *Voyez* à ce sujet nos observations sur la phthisie pulmonaire.

3

parotides, aux aisselles. On en a vu, dont le siége bien reconnu était dans le bas-ventre, et dont on n'attendait que la plus mauvaise issue, finir heureusement par quelques congestions dans les extrémités inférieures, souvent dans les aines. Qu'on lise les ouvrages de Pringle, de Lieutaud et d'autres médecins et chirurgiens célèbres auxquels nous pourrions joindre ceux que nous avons publiés d'après nos propres observations, et l'on sera pleinément convaincu des heureux effets de cette sorte de métastase (1).

Souvent encore les maladies héréditaires se remplacent les unes par les autres ou se succèdent. On a vu dans la même famille un enfant maniaque et l'autre épileptique, ou le même individu éprouver tantôt l'une, tantôt l'autre de ces maladies, et finir par périr d'apoplexie.

Ces changemens ou permutations des maladies du cerveau étonnent moins quand on sait que les anatomistes ont souvent reconnu les mêmes altérations (en apparence) de ce viscère dans des sujets morts d'apoplexie ou d'épilepsie, de manie ou de stupidité. Cependant, comme on ne peut croire qu'une même cause puisse produire des effets

(1) (*Note du trad. ital.*). La métastase purulente n'est pas aussi fréquente que la nerveuse, dont quelques auteurs et notamment *Tissot*, ont parlé d'une manière confuse.

si divers , nous devons en conclure qu'elle peut
si peu différer quelquefois par sa nature ou
par son vrai siége, que nous ne pouvons en
reconnaître les différences (1).

Mais les maladies héréditaires du cerveau sont
remplacées quelquefois par d'autres dont le siége
est plus ou moins éloigné de ce viscère, ou
bien elles succèdent à celles-ci, si elles n'existent déjà. Quelle métamorphose dans ces maladies! Combien ne serait-il pas curieux d'en

(1) (*Note du trad. ital.*). La phthisie pulmonaire tuberculeuse ou
scrophuleuse, a quelquefois produit l'épilepsie, comme *Bonnet* l'a
remarqué. Il y a quelques années qu'ayant fait à Florence, l'ouverture du cadavre d'une personne de considération , qui avait
éprouvé de vrais accès d'épilepsie , en présence de plusieurs professeurs , on trouva les poumons remplis de tubercules, et le professeur *Nannoni*, qui était un des assistans , jugea que ces tubercules ,
s'ils n'avaient pas été la seule cause , du moins avaient dû contri-
buer à l'épilepsie dont le sujet avait été affecté depuis plusieurs
années.

(*Remarque de l'Auteur*). Il arrive souvent, lorsqu'il y a des congestions scrophuleuses dans un organe, qu'il y en a aussi en des organes différens. Plusieurs fois je me suis convaincu qu'il y en avait
dans le cerveau des sujets morts de la phthisie scrophuleuse pulmonaire et hépatique , et quelquefois dans des sujets dont l'esprit avait
été aliéné constamment ou par intervalles, et d'autrefois sans aucune affection vicieuse dans le moral. Toutes ces différences ne proviennent-elles pas du lieu du cerveau plus ou moins éloigné, de l'o-
rigine des nerfs et de tels ou tels nerfs? La plus légère altération
du cerveau peut donc aliéner l'esprit, et de très-grandes en apparence peuvent n'y produire aucun trouble.

3.

bien connaître les variations, qui ne sont souvent qu'apparentes !

Combien de malades ont péri d'hydropisie
de poitrine ou d'autres hydropisies, qui fussent
morts de la phthisie pulmonaire s'ils eussent
vécu plus long-temps, leurs poumons ayant été
trouvés pleins de concrétions stéatomateuses. Il
en est qui sont morts d'hémoptysies par cette
seule cause qu'on a également bien reconnue
après la mort, lesquels eussent éprouvé sans cet
accident tous les symptômes ordinaires de la
phthisie pulmonaire.

Dans des familles dont les individus périssaient
de cette maladie, comme par un funeste héri-
tage; il y a eu des épileptiques avec de vicieuses
conformations du crâne. Je connais une petite
ville du département du Tarn, dont les individus
de quelques familles sont atteints successivement,
de génération en génération, de manie, d'épilepsie ou de phthisie pulmonaire; quelquefois
cependant cette maladie est plus heureusement
remplacée par d'autres moins fâcheuses.

Dans une famille de Paris, très-connue, dont
plusieurs aïeux étaient morts de la phthisie pulmonaire, de trois enfans qu'elle comprenait, deux
garçons sont morts sous mes yeux de la même
maladie. Le troisième, une fille, qui en avait
toutes les dispositions, est devenue très-bossue;

et depuis n'a eu aucun symptôme qui ait pu faire craindre pour sa poitrine (1).

Je pourrais citer d'autres familles ravagées par la phthisie pulmonaire, dont quelques individus restés bossus, ont échappés à la maladie d'origine dont ils étaient menacés. J'en connais une autre au contraire dont les individus, au nombre de sept, dont j'ai déjà parlé, sont bossus et vivans, et dont deux enfans sont morts de la phthisie pulmonaire scrophuleuse.

Ces exemples méritent d'être cités, sans croire cependant que toutes ces difformités de la taille puissent garantir de la phthisie pulmonaire; car au contraire on observe souvent qu'elles surviennent, soit avant, soit pendant le cours de la maladie de poitrine. Mais, sans doute que dans les cas que nous venons de citer et autres de cette nature, le vice scrophuleux s'est naturellement prescrit des bornes, ou on en a diminué ou détruit les effets ultérieurs par quelque traitement.

Ces sortes de maux stéatomateux se propagent donc dans les familles, sous la même ou sous di-

_____

(1) J'ai eu sous mes yeux, depuis la publication de cet opuscule, beaucoup d'autres faits de cette sorte de métastase ; soit sur les os, et donnant lieu au rachitisme, soit dans des parties molles, indépendantes des poumons et donnant lieu à divers maux plus ou moins graves ; mais presque toujours ces maladies m'ont paru provenir du vice scrophuleux dont sans doute il y a différentes espèces qu'on n'a pas encore distinguées.

verses formes ; et cela étant ainsi, ne doit-on pas
croire qu'il est la cause, sinon unique, du moins
la plus commune et la mieux connue des configurations diverses dans les familles et des maladies héréditaires, comme cela est prouvé par le
résultat des observations que nous venons de rapporter.

En preuve de cette opinion, nous ajouterons
que parmi les vices qui se propagent dans les
familles et sous leur véritable forme, le scrophuleux est, de tous, le mieux connu, *eo autem terri-
bilius est hoc malum quod à parentibus ad parentes sæpè transit*, disait le célèbre Méad,
*hæreditate quam cœpit haud facile seprivari
sinit* (1).

Quand nous disons que ces vices se propagent
sous leur véritable forme, nous entendons avec
des engorgemens, des supurations et ulcérations
de mauvaise nature dans les glandes du col et
autres glandes lymphatiques extérieures, celles
des aisselles, des aines, etc.

Mais le vice scrophuleux pourrait exister sans
toutes ces marques extérieures ; il réside souvent
dans le mésentère, sans affection des glandes du
col ; et c'est même dans le mésentère que les an
ciens en avaient fixé le siége immédiat. *Notabis-*

(1) Mead. Monita, *De strumis.* Cap. XV.

a d'abord dit Riolan, d'après divers auteurs qui l'avaient précédé, *mesenterium*........ *strumarum radicem ac fundamentum esse, nec foras erum- pere unquam, nisi mesenterium strumosum fue- rit* (1).

Mais cette assertion est trop générale; car le mésentère n'est pas toujours engorgé de concré- sions stéatomateuses dans des sujets qui ont ce- pendant ailleurs de pareils engorgemens; aussi Riolan l'a-t-il restreinte dans son *Manuel anato- mique*, où il se contente de dire qu'il est rare que les scrophules sortent au dehors, en grande quantité, sans qu'il n'y en ait dans le mésentère (2).

Il est reconnu aujourd'hui qu'il n'y a point de partie dans le corps qui ne puisse être affectée du vice scrophuleux. On peut à ce sujet lire les belles observations de Morgagni (3), et celles rappor- tées par d'autres auteurs. On en trouvera d'inté- ressantes dans les mémoires de l'académie de chi- rurgie, dans l'*Historia Anatomico-Medica* de Lieutaud, et dans notre Anatomie Médicale.

---

(1) *Anthropogr.* lib. II, *in-fol*, édit. de Paris, 1649, p. 108. — Mes *Observations sur le rachitisme*, p. 185.

(2) *Kuchler* a combattu l'opinion de ceux qui croyent que les engorgemens des glandes du mésentère ont toujours lieu dans ceux dont les glandes du col sont affectées du vice scrophuleux. *Dissert. de glandulis colli induratis. Lips.*, citée par L. *Heister*, Instit. chi- rurg., t. II, cap. III.

(3) *Epist.* L, art. 27, 28, 29.

C'est peut-être même en pratique une erreur des plus funestes de ne vouloir reconnaître les vices scrophuleux, vénérien, scorbutique, que lorsqu'ils affectent les parties qu'ils ont coutume d'altérer. Des observations infiniment nombreuses ont prouvé que ces mêmes parties n'avaient pas été affectées dans des sujets qui étaient évidemment morts des ravages que l'un ou l'autre de ces vices, seul ou réuni, avait fait dans des viscères essentiels à la vie.

Enfin, quand je considère qu'on trouve dans ceux qui sont morts des maladies dont je viens de parler, les mêmes altérations que dans les personnes atteintes des écrouelles, et dans des organes divers, je ne puis m'empêcher de regarder le vice scrophuleux comme la cause principale et la mieux reconnue de ces maladies héréditaires, sans prétendre nier l'existence de quelque autre cause, particulièrement celle du vice herpétique qui lui est souvent réunie, comme divers faits nous l'ont confirmé. Les autres vices dans les maladies héréditaires ne sont jamais aussi connus, et si leur existence est démontrée par quelques-uns de leurs signes, ils ne paraissent guère sans être réunis aux vices scrophuleux et herpétique.

Mais, dira-t-on, l'asthme, l'hydropisie, la goutte, la pierre, qui sont des maladies com-

munes dans quelques familles, et qui sont souvent
héréditaires, pourraient-elles provenir de la même
cause, ou du moins y participer de quelque
manière? Cela ne paraît pas aussi évident d'a-
bord, parce que leur transmission dans les familles, des pères aux enfans, n'est pas aussi fréquente, quoiqu'elle le soit beaucoup, ensuite
parce qu'elles n'ont pas si souvent, avec le vice
scrophuleux, des rapports aussi immédiats, ou
du moins qui le soient d'une manière aussi apparente.

Cependant il n'est pas rare d'observer, dans
ces maladies, que la gélatine et l'albumine sont
plus ou moins épaissies ou altérées d'une autre
manière, comme cela arrive dans d'autres maladies héréditaires. Qui ne sait que l'asthme est ordinairement occasioné par une copieuse quantité de matières muqueuses sécrétées par la membrane qui revêt la face interne des canaux aériens;
qu'il est aussi occasioné par des concrétions
du poumon, par des engorgemens des glandes
lymphatiques en général, et bronchiques en
particulier; souvent cette maladie se trouve
en même temps réunie à des vices de configuration de la charpente osseuse, et au refoule-
ment du diaphragme dans la poitrine, par l'intumescence des viscères abdominaux, d'où résulte
une gêne plus ou moins grande et continue des

poumons et par conséquent la difficulté de respi-
rer, surtout lorsqu'à ces causes permanentes, il
s'y en joint d'autres passagères qui constituent
principalement l'asthme. Or, alors le cœur étant
plus ou moins comprimé, des palpitations ont
lieu et quelquefois des syncopes.

Qui ne sait qu'en général on trouve chez ceux qui
périssent d'hydropisie des engorgemens, des endurcissemens glutineux, gélatineux, albumineux
dans le cerveau, les poumons, le foie et autres
organes, et surtout à l'ouverture du corps de
ceux qui ont péri d'une hydropisie héréditaire ;
car il n'est pas douteux qu'il n'y en ait de cette
espèce.

On a signalé surtout l'hydropisie du cerveau ou
l'hydrocéphale, comme maladie de famille. Les
enfans en meurent souvent, et s'ils survivent,
quelquefois la disposition à l'hydropisie con-
tinuant d'exister, au lieu de l'hydrocéphale,
ces individus meurent de l'hydrothorax ou
de l'ascite, souvent après avoir procréé des
enfans qui sont aussi morts d'hydropisie. De
sorte qu'une maladie qui n'était que de famille
est devenue héréditaire. A ces hydropisies, fréquemment sont réunis les vices rachitiques et des
symptômes scrophuléux et dartreux.

De plus, l'albumine, dans les hydropisies en général, et dans l'héréditaire plus particulièrement

encore, est concrété et forme des corps polypeux
dans les cavités du cœur, dans celles des vaisseaux
sanguins, des veines surtout. Ainsi l'hydropisie
héréditaire est l'effet fréquent d'un vice qui concrète l'albumine et qui en sépare la sérosité ; cause
semblable à celle que nous avons reconnue dans
plusieurs autres maladies héréditaires dont nous
avons parlé.

Mais la goutte, la pierre (1), qui sont des maladies communes dans quelques familles, qui
attaquent quelquefois le même individu à la
fois, ou qui se succèdent l'une à l'autre, ou
l'une existant dans quelques-uns de ces individus, et l'autre dans quelques autres ; la
goutte et la pierre, dis-je, pourraient-elles provenir d'une cause semblable à celle qui donne lieu
aux autres maladies héréditaires ?

Il est certain, quant à la goutte, qu'on la reconnaît souvent dans ceux qui sont atteints des
signes du rachitisme scrophuleux, qui est de
toutes les maladies héréditaires celle qui est la plus
commune, ou du moins la mieux reconnue. Les ex-

---

(1) Morgagni (de Sed. et caus. morbor. Epist. anat. med. IV, art. 4),
rapporte l'histoire d'un homme atteint de la pierre, comme son
oncle paternel, qui périt d'apoplexie comme son père. Il réunissait
ainsi en lui deux maladies héréditaires. On trouvera dans cet ouvrage de Morgagni et dans l'épître citée particulièrement, divers faits importans relatifs à l'histoire des maladies héréditaires.

trémités des os des goutteux formant les articulations sont gonflées, et leur substance est tantôt
ramollie et tantôt plus cassante, comme le sont les
os des rachitiques.

On peut encore dire qu'en général les os des
goutteux perdent de leur poids, à proportion
que les congestions arthritiques sont considérables, comme si elles étaient formées de la substance qui aurait dû se porter dans les os en général, et qui n'en serait détournée, pour se porter
dans ou autour des articulations.

La goutte et le rachitisme ont donc des rapports qu'on ne peut méconnaître.

Mais la pierre en a-t-elle avec la goutte? L'une
et l'autre sont formées par des congestions dont
une matière mucoso-albumineuse plus ou moins
concrète fait en quelque manière le canevas, et
auxquelles sont réunies d'autres substances dont
plusieurs ont encore quelques rapports avec elle.
Ce qu'il y a de certain, relativement à l'observation médicale, c'est que la goutte, la pierre, dans
les voies urinaires, les calculs biliaires, surviennent
souvent au même individu, comme les médecins
de tous les temps l'ont observé, et comme nous
l'observons tous les jours; ils y ont encore compris l'asthme, qui en effet s'y réunit souvent pour
se terminer lui-même par l'hydropisie de poitrine.

ARTICLE III.

Ne paraîtrait-il pas, d'après ce qui a été dit, que les maladies héréditaires tiennent primitivement plus ou moins du vice scrophuleux; mais après ce vice bien reconnu, ne peut-on pas aussi considérer le *vice dartreux* ou hépatique comme celui qui se répand le plus dans les familles et qui s'y propage ensuite comme par une espèce d'hérédité? Les observations semblent le prouver d'une manière si évidente, qu'on ne peut avoir aucun doute à cet égard. Une remarque qu'on peut faire encore, c'est que les enfans des pères dartreux chez lesquels l'existence du vice scrophuleux n'était pas démontrée, sont non seulement atteints de dartres comme eux, mais que communément, ils ont de plus des symptômes scrophuleux bien évidens. Ainsi les scrophules se sont réunies aux dartres, ou le virus scrophuleux qui était en eux s'est développé. On pourrait en dire autant à l'égard du vice scrophuleux avec lequel le dartreux se réunit plutôt ou plus tard; mais cela n'est peut-être pas aussi commun.

Le *scorbut* peut être considéré comme une maladie de famille et même comme héréditaire ; de famille, parce qu'il en attaque souvent tous, ou la plupart des individus. Il est vrai que presque

toujours, c'est qu'ils habitent le même lieu humide et chaud, ou dont la température est va-
riable, ou parce qu'ils se nourrissent des mêmes
mauvais alimens. Si le scorbut est quelquefois héréditaire, ou plutôt s'il le paraît, c'est souvent uni-
quement parce que les enfans continuent d'être exposés aux causes qui donnent le scorbut, et encore
alors il est plus fort que celui des pères. Je ne nie
cependant pas que le scorbut ne puisse se transmettre par succession dans les familles, et devé-
nir, ainsi que le vice scrophuleux et herpétique,
la cause de quelque maladie héréditaire.

On pourrait peut-être en dire autant des autres
maladies qui se montrent à la peau; la gale, l'éry-
sipèle, les petites véroles, les rougeoles, qui lais-
sent dans la lymphe ou dans le sang, lorsqu'elles
n'ont pas eu leur cours bien libre et bien régu-
lier, une qualité délétère qui les altère, les dis-
pose aux maladies de famille et aux maladies héréditaires d'une manière moins prononcée que
les scrophules et les dartres.

Quant à la goutte et au rhumatisme, maladies
qui ont un si grand rapport entre elles, on ne
peut douter qu'elles ne soient de famille, et
même héréditaires. Qui ne connaît des familles
nombreuses dont tous les individus, ou du moins
la plupart d'entre eux en sont atteints, et combien aussi de familles n'y a-t-il pas dont les enfans

ont presque successivement la goutte pendant
plusieurs générations ? Il en est chez qui cette
disposition est bien reconnue dans les villes qu'ils
habitent; j'en connais plusieurs à Paris qui sont
célèbres par cette espèce d'hérédité.

Telles sont les maladies de famille et héréditaires qu'on peut regarder comme les plus simples et primitives. Nous les avons nommées dans
l'ordre où elles nous ont paru les plus susceptibles
de cette espèce de prérogative.

Mais ces maladies, surtout le vice scrophuleux
et herpétique, peuvent être considérées comme
la source d'autres maladies particulières de famille et héréditaires, relativement à leurs divers
siéges et relativement aussi au concours d'autres
causes qui peuvent les rendre plus ou moins intenses ou les faire développer plutôt ou plus tard;
telle que le rachitisme, la phthisie pulmonaire,
l'épilepsie et autres maladies du cerveau, surtout
avec mauvaise conformation du crâne, l'hydropisie, l'asthme, la goutte et enfin la pierre, etc.

Mais pourquoi, si les maladies héréditaires
ou de famille proviennent d'une cause semblable,
ou à peu près semblable, ne se développent-elles
pas toutes aux mêmes époques de la vie ? Il est en
physique et en médecine surtout, une multitude
de faits bien reconnus dont on ne peut donner
une raison satisfaisante, et ceux-ci sont bien de ce

nombre (1); ce qu'il y a de certain, c'est que l'hydropisie de la tête ou l'hydrocéphale de famille est commune aux enfans du premier âge (2);

---

(1) On ne peut rendre raison de ces faits, mais on ne peut les révoquer en doute. *Nullum*, dit M. FORESTIER, *sui characteris indicium præbens quievit et quasi dormivit per plures annos manens absque ullo affectu sensibili ; et postea se subito manifestat ubi requisitæ concurrunt conditiones ut latens sopitus et silens tale principium actuosum reddatur.* Forestier , Dissert. citée.

(2) *Note du traducteur italien.* Le spina-bifida ou hydrorachis, est aussi fréquent dans les fétus. Quelquefois il est compliqué d'hydrocéphale interne. J'ai ouvert des cadavres d'enfans où j'ai trouvé l'une et l'autre maladies dans des cas d'hydrocéphale interne; j'ai trouvé beaucoup de lymphe entre la dure-mère et l'arachnoïde et une quantité considérable de ce liquide dans les ventricules latéraux du cerveau qui en étaient fortement dilatés. Les spina-bifida que j'ai observés avaient leur siége le plus souvent dans la région lombaire et contenaient des quantités diverses de sérosités. Le dernier que j'ai vu en contenait à peine. En voici l'histoire :

Le 29 septembre 1788, je reçus à la salle d'anatomie de l'hôpital de Sainte-Marie-des-Innocens, le cadavre d'un enfant. Au bas de la région lombaire, vis-à-vis la lame postérieure des deux dernières vertèbres lombaires, et sur toute la convexité de l'os sacrum , on sentait manifestement le défaut de la lame cartilagineuse qui, dans les sujets de cet âge, complète la portion annulaire en réunissant en arrière les masses latérales des vraies et des fausses vertèbres. Sur la région du coccix on voyait une petite éminence molle, couverte d'une cicatrice à son sommet, reste d'un prolongement de la longueur de six travers de doigt, que le sujet portait dans cette même région quand il fut remis à l'hôpital, et que deux mois et demi avant la mort on avait lié à une certaine distance de la base et puis retranché. Ayant ouvert les tégumens dans toute l'étendue de la maladie, je trouvai la séparation dont je viens de parler. La goutière qui résultait de cette disposition contenait l'extrémité de la moëlle épinière avec le prolongement des méninges qui l'accompagnent ; il

· Que les convulsions sont un effet très-fréquent de la dentition laborieuse;

Que la formation des écrouelles au cou survient ordinairement vers l'âge de sept ans, ou quelquefois au moment de la puberté, époques auxquelles les affections épileptiques se manifestent aussi ordinairement;

· Que la phthisie pulmonaire scrophuleuse de famille enlève les individus depuis l'âge de dix-huit jusqu'à trente-trois, trente-quatre ans, et plus tard quelquefois ; car des enfans sont morts de cette maladie avant leurs pères, qui en ont ensuite également péri (1);

---

y avait sous la dure-mère une petite quantité de lymphe. La queue à cheval s'étendait jusqu'au prolongement cutané de la tumeur externe qui avait été détruit par la ligature. Les muscles sacro-lombaires et le long dorsal s'étendaient aussi à ce même prolongement et lui communiquaient quelques mouvemens. Tous les os de ce sujet étaient ramollis par le vice rachitique. Le cerveau avait moins de consistance que dans l'état naturel. Les poumons étaient sains, mais les bronches étaient remplies d'une humeur visqueuse. Les glandes mésentériques étaient engorgées, endurcies, et quelques - unes même suppuraient; le cœur était mou et les oreillettes, surtout la droite, remplies de lymphe concrète. Le vice scrophuleux était donc très-évident.

Quelques enfans vivent quelque temps avec le spina-bifida. On a vu il y a quelque temps au grand hôpital de Sainte-Marie-Nouvelle, une jeune fille qui parvint à l'âge de dix à onze ans, malgré cette maladie, et qui mourut d'une fièvre maligne.

(1) J'ai cité plusieurs de ces exemples dans mes *Observations sur la phthisie pulmonaire*, entr'autres celui de madame la comtesse

4

Que des individus d'une même famille sont morts de vomissemens, et que dans l'estomac de l'un d'eux (le seul dont le cadavre ait été ouvert), on a trouvé des altérations qu'on pouvait rapporter au vice stéatomateux (1);

Que l'hydropisie soit de poitrine, soit abdominale, et l'anasarque qui est un effet fréquent des engorgemens stéatomateux des poumons et des viscères abdominaux, fait périr les individus depuis quarante jusqu'à soixante ans;

Que l'apoplexie, la paralysie, font également mourir vers cet âge, et plus tard encore, rarement auparavant. Ainsi ces maladies surviennent à des époques plus ou moins éloignées de la naissance, quoiqu'il n'y ait rien d'absolument constant, puisque tant d'exceptions contraires à cette règle ont été observées, et que d'ailleurs l'intensité diverse des causes de ces maladies peuvent déterminer les unes plutôt que les autres. Cependant le résultat général n'est pas moins digne d'être remarqué (2).

de Gisors, qui est morte de cette maladie plusieurs années avant que madame la duchesse de Nivernois en mourut également.

(1) Morgagni, *de sed. et caus. morbor.*, Epist. XXX, art. 2.

(2) Plusieurs personnes qui ont connu les deux frères, MM. de Lacurne de Sainte-Palaye, savent qu'ils sont devenus bossus à un âge avancé et presque à la même époque. Que de choses inexplicables !

Mais de quelle nature est le vice scrophuleux
lui-même, qui occasione des maux héréditaires
qui nous paraissent si divers? Ici les difficultés se
multiplient, comme cela arrive à proportion
qu'on veut approfondir quelque point de doctrine, et surtout dans l'art de guérir. Nous ne
connaissons pas mieux la nature du vice scrophuleux que celle du vice vénérien, dartreux, scorbutique et autres (1): nous ne les connaissons que

_____

(1)FERNEL s'est contenté de dire, à l'égard de la cause de la propagation du vice de l'éléphantiasis: *Tanta est divinæ illius procrea-*
tricis facultatis energia, ut in semine intemperato ac prorsus impuro
consistens, corporis partes fingat. (*Pathol. de elephant*, cap. XIX,
première colonne, édit. Paris, 1579). — BAILLON disait à ce
sujet, avec beaucoup de réserve: *Semini enim nescio quæ*
vis impressa est, quæ ut valet ad speciem, ita latenter mor-
bosam diathesin devehit et transfundit : eaque vis insita est
tanquam tradux, ut ex macrocephalis macrocephali generen-
tur. (*Opera omnia*, t. III, p. 267. *Consil. med.* lib. II, consil. L.)
=Edmund de MEARA, médecin irlandais, critique injuste de l'im-
mortel Thomas Willis, dont nous avons parlé dans notre Histoire
de l'Anat. t. III, p. 300, et dans l'article Richard Lower, p. 302, se
contente d'attribuer la cause de ces maladies héréditaires à une matière crasse, épaisse, hétérogène, dans le sang et dans la liqueur
prolifique; explication insignifiante sans doute; mais ce médecin
croyait qu'en détruisant cette cause on empêche la transmission des
maladies des pères aux enfans.(Edm. de Meara, *de Pathologia here-*
ditaria, in-16.)—Montaigne, qui admettait les maladies héréditaires,
croyant tenir la goutte de son père, s'est amusé à plaisanter sur
des explications bizarres que les médecins donnaient de la transmission des maladies des pères aux enfans. Tout cela ne fait que prouver
que l'on ne peut très-souvent donner une bonne explication d'un fait
bien reconnu; mais heureusement qu'elle n'est pas nécessaire pour
parvenir à une bonne pratique.

4.

par leurs effets; les ouvertures des corps ont
offert plusieurs fois aux anatomistes les mêmes
altérations des parties dans ceux qui étaient morts
du vice vénérien bien reconnu, que dans ceux
qui avaient eu de véritables scrophules. On sait que
le vice syphilitique dégénéré, non traité ou mal
traité, a été suivi de l'affection scrophuleuse; et
c'est d'après ces observations tant de fois réitérées,
que des médecins anciens et modernes n'ont pas
balancé de proposer le même remède tant pour
le traitement du vice scrophuleux que pour le
vénérien : *Lues venerea et strumæ et elephas,
aliquid habent cognatum,* dit Baillon dans quelques endroits de ses ouvrages, et dans d'autres :
Affines sunt lues venerea, strumæ et elephas.
Astruc a également établi que le vice scrophuleux
était souvent un vice syphilitique dégénéré, et
Bouvart, Baader, Lalouette père et autres habiles
médecins et chirurgiens ont, dans ces derniers
temps, fourni de nouvelles preuves à cette opinion qui les a plusieurs fois dirigés dans une heu-
reuse pratique.

On a eu à Paris, il y a une cinquantaine
d'années, une preuve trop remarquable de la
dégénérescence du vice vénérien en vice stéatomateux et rachitique, pour ne pas les rap-
peler ici.

On fut frappé du nombre considérable d'en-

fans qui étaient atteints d'engorgemens dans les
viscères abdominaux, qui avaient la tête grosse et
difforme, des courbures de l'épine, des déviations
des membres, du rétrécissement de la cavité de
la poitrine, et dont quelques-uns périssaient
de phthisies, de convulsions ou restaient stupides.
On remarqua dans le corps de quelques-uns de
ces enfans, des engorgemens des glandes lymphatiques du bas du visage, du cou, des aisselles, des aines, et enfin on découvrit dans
quelques-uns d'eux des pustules à la peau, des
chancres aux lèvres, aux parties de la génération; et comme la plupart de ces enfans avaient
été nourris à la campagne, on ne douta pas qu'ils
n'eussent contracté de leur nourrice la cause de
leurs maux. On apprit qu'un grand nombre de
ces enfans avaient été nourris à Montmorency et
lieux voisins; le gouvernement crut devoir y
envoyer deux médecins pour découvrir la cause
du mal et pour l'arrêter, s'il était possible, dans
son cours. MM. Morand père et Lassonne, membres de l'Académie des sciences, furent chargés
de cette commission. Ils découvrirent, dans les
nourrices, des traces du vice vénérien plus ou
moins dégénéré : un *grand traitement* fut administré, et les nourrices devinrent saines et ca-
pables de fournir dans la suite un meilleur lait
à leurs nourrissons. Ainsi le mal fut arrêté dans

sa source. La plupart des enfans furent traités
avec les mercuriaux réunis aux anti-scorbutiques,
et ceux dont le mal n'était pas trop ancien ou chez
qui il n'avait pas fait de grands progrès guérirent;
leurs membres même se redressèrent. Mais ceux
qui ne furent pas bien guéris, et qui cependant
dans la suite contractèrent le mariage, n'engen-
drèrent-ils pas des enfans qui furent malades
comme eux et encore pire? Cela est hors de
doute, et ce qui est encore très-probable, c'est
que la nature de leur maladie aura été d'autant
plus difficile à connaître que le vice vénérien ne
se sera pas manifesté aux parties de la génération.

Ce qui arrive à l'égard de ces maladies par origine rachitiques, phthisiques, maniaques, épileptiques, etc., n'a-t-il pas tous les jours lieu à
l'égard de plusieurs de ceux qui nous consultent,
qui savent bien que leurs pères ont été atteints des
maux qui les affligent, mais qui en ignorent la
première cause?

A combien de pays cette observation ne serait-elle pas applicable! n'y en a-t-il pas dans
lesquels les espèces dégénèrent par une pareille
cause plus ou moins prononcée? On est généralement persuadé que cela est arrivé dans diverses
contrées d'Espagne, et plusieurs médecins habiles
de cette nation m'ont dit avoir cette opinion :

il n'est pas de pays où on observe plus de
rachitiques , de phthisiques , d'épileptiques et
même de maniaques ; c'est un fait constant (1).
Nous pourrions citer en France des lieux où
ces maux abondent ; d'abord les grandes villes
où ils sont proportionnellement plus communs,
Paris, Lyon, Orléans, Béziers , etc. , etc.

Une ville du département du Tarn, dont j'ai déjà
parlé, et qui est pleine de ces divers maux, tenant
plus ou moins des scrophules, a été primitivement infectée par deux ou trois mauvais mariages.
Des enfans qui en sont issus se sont mariés ensemble ; ils ont procréé des enfans qui ont été
atteints des mêmes maux, d'épilepsies, de manies, avec des signes extérieurs du vice scrophuleux , herpétique , rachitique ; ainsi les
maux héréditaires s'y sont successivement multipliés.

Ces exemples confirment de plus en plus combien il serait utile de veiller aux mariages pour
ne pas en laisser contracter d'aussi funestes à la
propagation des belles races d'hommes : *Quàm
præclarè humano generi consultum videretur,*
disait Frenel, *si soli parentes benè habiti atque*

---

(1) M. d'Aranda , ambassadeur d'Espagne , m'a souvent dit
qu'il faudrait faire faire une *quarantaine médicale* à une grande
partie des habitans de quelques provinces d'Espagne.

sant, *liberis operam darent* (1) ; mais enfin, quand cela n'a pas été fait, ce qui n'est malheureusement que trop commun, il faut du moins s'occuper non seulement à guérir, mais même à prévenir, par un bon traitement chez les enfans, les maux auxquels ils sont dévoués en naissant, et divers faits de pratique bien constatés annoncent qu'on peut y réussir (2).

ARTICLE IV.

Sur le Traitement préservatif et curatif des Maladies héréditaires.

Ces remarques générales sur les maladies héréditaires, nous ont conduit à des résultats utiles de clinique. Nous allons en donner un simple précis.

Les vices vénérien scrophuleux, dartreux,

---

(1) *De causis morborum*, lib. I, cap. XI. — C'est par cette raison que Louis Mercatus défendait surtout que des parens issus d'un tel sang, se mariassent ensemble. *Parentes duo ex eadem familia descendentes nunquam connubio jungi debent* (*De morb. heredit ad calcem operum*, t. II, p. 681.)

Ce ne sont pas les parens seuls qui ne doivent pas se réunir par les liens du mariage, mais tous les individus malsains.

(2) *An morbus hereditarius est sanabilis : affirmat. Parisiis,* in-4°, 1713, Præside, Nic. Leroy-de-Saint-Aignan, Respond. Nicol. Cosnier.

scorbutique, arthritique, existant séparément ou
quelques-uns d'eux étant réunis, il faut d'abord
diriger toute son attention pour découvrir si on
peut réellement rapporter la maladie héréditaire
à l'une de ces causes seulement ou à plusieurs,
pour leur opposer un traitement simple ou com-
biné. Parlons d'abord du traitement du rachitisme qui provient le plus généralement de ces
causes, et qui, à son tour, peut être considéré
comme la cause fréquente ou concomittante
d'autres maladies héréditaires ; en effet, non seulement il consiste dans des difformités extérieures,
le renversement de la taille, la courbure des
membres, la mauvaise configuration de la tête,
de la poitrine, du bassin, mais encore dans des
vices de construction des parties osseuses qui
peuvent altérer la structure des organes intérieurs ; aux altérations des os dans le rachitisme,
sont presque toujours réunis les engorgemens
stéatomateux de la lymphe, comme dans les
vrais scrophules. Or ce ne sont pas seulement
les grandes difformités rachitiques qui sont héréditaires, mais encore celles qui sont bien moins
apparentes, d'où résultent des maux infiniment
nombreux.

Convaincu de l'avantage des préparations mercurielles contre les maladies héréditaires scrophuleuses, je ne fus pas surpris, au commence-

ment de ma pratique, de les voir prescrire par
le célèbre *Bouvart*, dans le rachitisme. On connaît le grand usage qu'il a fait dans cette maladie, du sirop du docteur *Bellet*, préparation
de ce genre. Je l'ai d'abord imité dans ma pratique dans cette sorte de cas, et j'ai eu des succès étonnans : mais dans quelques circonstances,
ce traitement n'ayant pas également réussi, j'en
recherchai les causes et je crus que cela pro-
venait de ce que le rachitisme était plus ou moins
compliqué du vice scorbutique, soit que le vice
scrophuleux eût ainsi dégénéré, comme cela a ordinairement lieu quand il est ancien, soit que le
vice scorbutique eût été essentiellement réuni au
vice vénérien quand il avait été contracté (1).

J'associai donc au remède anti-vénérien les anti-
scorbutiques reconnus : la lenteur et la mauvaise
digestion, la débilité des malades, me détermina à
y réunir les amers.

(1) Le traducteur italien comprend encore parmi les remèdes
qu'on pourrait utilement prescrire contre le rachitisme, le rob
anti-syphilitique de Laffecteur, dont il donne la composition :
mais comme elle ne nous paraît pas exacte, nous ne la rapporterons pas ici, ni tout ce qui est dit à l'égard de l'usage intérieur
du sublimé qui peut être utilement donné et sans danger quand
on sait bien le prescrire, relativement aux doses, mais même aux
individus. Nous ne doutons cependant nullement qu'on ne puisse
presque toujours le remplacer par les onctions mercurielles. Nous
leur avons même plusieurs fois donné la préférence à celles avec le
sublimé corrosif, parce qu'elles nous ont paru exciter la plus vive
irritation.

Ces remèdes furent prescrits à des proportions diverses, selon les circonstances ; tantôt insistant sur les mercuriaux seuls, et prescrivant très-peu d'anti-scorbutiques ; tantôt conseillant ceux-ci à haute dose, et à peine réunis aux mercuriaux ; quelquefois enfin insistant beaucoup sur les amers (1), les bains, un exutoire, un cautère

(1) Ces remèdes ont été prescrits sous des formes bien diverses : tantôt on a conseillé les frictions mercurielles à très-petite dose, et plus ou moins éloignées et multipliées, en même temps que les malades prenaient tous les jours le matin, à jeûn, seulement, ou tous les soirs encore, une ou deux cuillerées de sirop anti-scorbutique et quelquefois de sirop amer, ou du vin, ou poudres, ou pilules de même genre, avant diner.

On a prescrit d'autres fois des pilules ou les extraits amers, avec quelques grains de mercure doux, les sucs anti-scorbutiques, ou le sirop, ou le vin, immédiatement par-dessus, ou en d'autres momens de la journée on a aussi prescrit la solution de sublimé corrosif dans de l'eau pure, mêlée à quelque boisson adoucissante ou dépurative, de manière que le malade prit depuis un dixième ou huitième de grain de sublimé jusqu'à un demi-grain par jour, et pendant plus ou moins de temps, selon qu'on croyait devoir plus ou moins insister dans l'usage des mercuriaux ; le vice vénérien étant plus ou moins prononcé, on a donné le sirop de Cuisinier, à très-petite dose, ainsi que celui de Bellet, et autres sirops mercuriels, tous ces remèdes contenant plus ou moins de mercure.

Réunis à l'usage des anti-scorbutiques et des amers, pris à la fois ou en divers temps de la journée, ces remèdes ont été efficaces, mais surtout lorsqu'ils ont été variés et prescrits selon les doses indiquées par la nature de la maladie et la disposition du malade. Aussi pour simplifier le traitement et éviter des erreurs dans celui des enfans surtout, on s'est permis de réunir les mercuriaux aux anti-scorbu-

lorsqu'il devenait nécessaire, et toujours une

---

tiques, aux amers, dans une mixtion en forme de sirop, et les avantages qu'on a obtenus d'un pareil remède tout informe qu'il est pharmaceutiquement, n'ont pas été inférieurs à ceux qu'on avait déjà eus en les prescrivant séparément. Ce n'est qu'après l'avoir conseillé à une multitude d'enfans, et après avoir fait imprimer un volume in-8° plein de succès (a), qu'on a remarqué que dans cette espèce de sirop il y avait toujours eu du précipité mercuriel. On l'a également reconnu dans le sirop de Bellet, dans celui de Cuisinier, mais plus ou moins considérable, quoique cependant ces sirops aient tous les jours des succès dans la pratique; à la vérité ceux qui les administrent ont le soin de bien remuer la bouteille toutes les fois qu'ils donnent le remède; cependant, pour rendre leur usage plus sûr et pour prévenir toute sorte d'inconvénient, après avoir indiqué à M. Bouillon Lagrange tous les ingrédiens que je désirais faire entrer dans la confection du sirop mercuriel anti-scorbutique amer, cet habile chimiste a bien voulu donner une nouvelle manière de le préparer, et il l'a fait connaître dans le *Journal du pharmacien*, n° 180. M. Salmade a rapporté cette formule dans son *Traité sur les maladies de la lymphe;* nous la rapporterons encore ici, et même simplifiée, pour qu'on puisse faire facilement ce sirop dont l'usage est aujourd'hui très-connu, et devant l'être d'autant plus, qu'on en connaîtra mieux les effets, sans prétendre exclure l'usage des ingrédiens qui le composent sous toute autre forme et à des doses diverses, selon les circonstances.

Sirop anti-scorbutique dépuratif.

Prenez. . . .

Racines de gentiane. . . .	demi-once.
Racines de garence	deux gros.
Quinquina	idem.
Raifort sauvage	demi-once.
Cresson de fontaine. . . .	suffisante quantité.
Cochléaria.	idem.
Sublimé corrosif (muriate suroxigéné de mercure) . .	deux grains.

On fait bouillir les racines avec le quinquina dans deux livres

(a) Observations sur la nature et le traitement du rachitisme, Paris, in-8, 1797.

bonne nourriture et des exercices convenables.
Et combien de succès de ce genre n'ai-je pas
obtenus ! Combien d'enfans dont l'épine était
fortement déviée ou dont les extrémités commençaient à se courber, ont été évidemment re-
dressés ? Combien d'autres enfans chez lesquels
le rachitisme avait des effets plus bornés aux os du
crâne, de la poitrine et autres os, ont été parfaitement guéris.

J'ai rempli un ouvrage que j'ai publié sur le
rachitisme de ces sortes de cures, qui sont
généralement connues à Paris, et surtout dans
le faubourg Saint-Germain, où plusieurs ont eu
lieu dans des familles bien intéressantes.

Je pourrais encore ajouter que la méthode

---

d'eau réduites à une ; on passe la décoction, on ajoute une livre et
demie de sucre ou cassonade, on clarifie avec deux blancs d'œufs ;
on fait cuire le mélange en consistance de sirop, on le passe.

D'une autre part on pile dans un mortier les feuilles de cresson,
de cochléaria et la racine de raifort ; on exprime pour avoir six
onces de suc que l'on filtre à froid, on ajoute onze onces de sucre
réduit en poudre grossière, on chauffe au bain-marie jusqu'à ce
que le sucre soit dissous, on passe et on ajoute ce sirop au
premier.

Enfin on fait dissoudre le sublimé dans environ un gros d'alcool,
et on le mêle exactement au sirop.

Tels sont les ingrédiens du sirop anti-scorbutique dont j'ai fait un
si grand usage, et telle est la méthode de le préparer que M. Bouillon Lagrange a proposée.

que j'ai adoptée pour le traitement des rachitiques, par le vice scrophuleux, a eu des succès
multipliés; elle a spécialement été mise ensuite en
usage par d'autres médecins; je dirai encore qu'elle
avait été indiquée par des médecins anciens, dont
plusieurs ont été nommés précédemment. On pourrait s'en convaincre en lisant l'ouvrage que je viens
de citer, et les traductions qui en ont été données
en allemand et en italien, dans lesquelles diverses
observations confirmatives ont été rapportées.
On y verrait aussi que, quoique le traitement que
nous venons de proposer nous ait réussi dans le rachitisme par vice scrophuleux, nous avons aussi
retiré des succès d'autres remèdes dirigés selon
la nature de la cause de ces autres espèces de
rachitisme, mais ceux - ci sont beaucoup plus
rarement de naissance et moins souvent encore
héréditaires.

Ce n'est cependant pas qu'avant et depuis la
publication de nos observations sur le rachitisme,
on n'ait célébré généralement d'autres remèdes;
mais j'ose assurer que les décoctions des plantes
apéritives, de la garance, de l'éclaire, du hou-
blon, qu'on a tant vantées, ainsi que l'extrait de
ciguë seul ou réuni à l'opium, qu'on conseille
presque indistinctement dans toute sorte de rachitisme, ni les extraits d'arum, de pulsatile,
ni les sucs dépurés de diverses plantes amères,

ni les préparations de baryte (1) et de plomb,
ni les bains de mer, etc., etc.; j'ose assurer, dis-
je, qu'aucun de ces remèdes n'opère dans le
rachitisme, qui provient le plus souvent du
vice scrophuleux primitif ou consécutif, dés
effets si efficaces que le traitement prescrit par
Bouvart, et que j'ai adopté avec quelques changemens relativement aux circonstances. Si d'autres remèdes ont quelquefois été utiles, c'est qu'ils
ont été ordonnés pour combattre de simplés
engorgemens gélatineux et albumineux (2), sans
aucun vice véritablement scrophuleux, et sans
doute qu'alors leur usage a pu être couronné du
succès : quel est le praticien qui n'en a pas eu
de ce genre?

Le docteur Amelung a publié, il n'y a pas

_____

(1) Nous connaissons toutes les belles choses qu'on a dit de ce
remède contre les scrophules et le rachitisme surtout; mais nous
osons assurer qu'il n'a jamais produit en nos mains les mêmes effets
que le mercure, dont nous avons si souvent retiré de si heureux
effets; la baryte a produit des accidens fâcheux.

(2) Dans le *Mémoire sur les maladies de l'épiploon*, imprimé dans
le volume de l'Académie royale des sciences, 1771, j'ai prouvé qu'il
y avait des engorgemens très-divers par la substance dont ils étaient
formés, et qu'il fallait par conséquent des remèdes divers pour les
détruire; la chimie ayant depuis répandu de nouvelles connaissances
sur les humeurs animales, il faut espérer que les médecins en pourront profiter. Nos observations relativement à la clinique n'en sont
pas moins intéressantes.

long-temps, quelques observations sur l'heureux
traitement, obtenu par lui, des ulceres internes
et de ceux du poumon principalement qui constituent la phthisie pulmonaire au dernier degré,
en employant le sel de saturne et l'opium, dissous dans une certaine quantité d'eau distillée ou
d'eau de fenouil.

Ce remède avait été précédemment recommandé par le docteur Hildebrand. Mais quelque
respectable que soient ces autorités, ainsi que celle
du célèbre docteur Huffeland qui a fait aussi connaître ce remède dans un journal, qu'il prend la
peine de rédiger au milieu d'une grande pratique, nous pensons qu'avant de croire à la véra-
cité de ces faits, ce moyen doit être soumis à
beaucoup d'autres épreuves, faites par de vrais
praticiens. Les ulcérations des organes internes
une fois bien confirmées, se guérissent-elles? Ah!
il ne faut pas les attendre, mais les prévenir. Enfin
lorsqu'elles ont lieu, comme elles peuvent être
le résultat de causes très-diverses, comment croire
qu'un seul et même remède puisse les guérir?
Cela est hors de vraisemblance, mais aujourd'hui
on ne parle plus que remèdes nouveaux, et on
laisse tomber dans l'oubli plusieurs de ceux qui
sont éprouvés par les plus grands médecins ; souvent parce qu'on ne sait pas les employer comme
eux.

Combien une académie qui conserverait les
remèdes éprouvés qu'on oublie, et qui détermi-
nerait les vrais cas où ils conviennent, ne serait-
elle pas utile?

La phthisie pulmonaire d'origine m'ayant paru
de nature scrophuleuse, comme l'est le rachitisme héréditaire, je ne balançai pas, ayant retiré de si grands succès dans le traitement de
cette maladie, des mercuriaux réunis aux anti-
scorbutiques et aux amers, d'en faire l'appli-
cation aux phthisiques de naissance, mais avec
des modifications relatives à la nature plus ou
moins intense ou plus ou moins avancée de la
maladie, et à celle des malades. Les nombreux
succès que j'en ai obtenus sont connus. Ils sont
consignés dans mes *Observations sur la phthisie
pulmonaire*, publiées en 1793; et traduites en
allemand par M. Georges-Frédéric Muhry,
premier médecin du roi d'Angleterre à Ha-
novre, etc., et en italien par M. Gaspard Federigo; habiles médecins qui ont confirmé
les résultats de ma pratique par ceux qu'ils
ont obtenus dans la leur. Je puis ajouter que
tous les jours je retire d'heureux effets du traitement que j'ai adopté contre les phthisies scrophuleuses, de la nature desquelles, je le répète,
sont celles d'origine, ce traitement agit non seulement comme préservatif, mais encore comme

5

curatif de la phthisie pulmonaire d'origine. De quelle importance n'est pas une pareille observation?

On avait déjà remarqué, Raulin principalement, que les laitages ne convenaient pas dans toutes les espèces de phthisie; et j'ai démontré que c'était principalement dans la scrophuleuse; et que celle d'origine était telle, qu'il fallait au lieu des laitages, prescrire les apéritifs et dépuratifs de cette nature, etc. L'efficacité de cette doctrine est aujourd'hui confirmée par tous les résultats cliniques.

Les phthisies héréditaires sont généralement précédées d'engorgemens lymphatiques des glandes conglobées du cou, des aisselles, des aines, du mésentère, même assez considérables quelquefois pour être reconnus au toucher du bas-ventre, etc.

Le vice rachitique est prononcé dans ces individus par la longueur du cou, la mauvaise conformation de la poitrine, le gonflement des extrémités des os, la saillie des omoplates, etc., etc.

Le résultat de l'ouverture des corps de ces malheureux phthisiques de naissance, ne laisse aucun doute que la phthisie ne provienne du vice scrophuleux. Nous croyons avoir établi cette importante question dans notre ouvrage sur la

phthisie pulmonaire, d'une manière trop con-
vaincante pour ne pas y renvoyer (1).

Les phthisies hépatique, splénique, mésentérique, cérébrale, celle de la moëlle épinière,
sont souvent aussi héréditaires, comme les observations très-nombreuses l'ont prouvé; ce qui
est d'autant moins étonnant qu'elles proviennent
du même vice stéatomateux réuni ou non au vice
herpétique, vices qui peuvent d'autant plus facilement affecter ces parties qu'elles contiennent
beaucoup de lymphe.

Il est bien rare que ces phthisies existent sans
que, au préalable, pendant leur cours, on n'ait
reconnu l'existence du vice stéatomateux dans
les parties du corps contenant plus ou moins de
glandes conglobées ou de vaisseaux lymphatiques;
ou aussi que le vice dartreux ne se soit manifesté
extérieurement avec plus ou moins d'intensité.

Que d'observations de ce genre n'avons-nous
pas recueillies et rapportées dans notre ouvrage
sur les maladies du foie? Elles prouvent que ces
phthisies héréditaires sont souvent réunies à celles
des poumons ou qu'elles se remplacent les unes
par les autres. En effet, nous avons remarqué
dans plusieurs familles phthisiques d'origine, que
si la plupart périssaient de phthisie de poitrine,

(1) *Obs. sur la phth. pulmon.*, t. I, art. 7.

d'autres individus mouraient de quelque autre
espèce, de l'hépatique très - souvent, ou de la
mésentérique ; et que si quelques individus échap-
paient à ces phthisies, ils étaient affectés ou des
déviations considérables de la colonne vertébrale
ou des extrémités, ou bien d'autres difformités
dans les os de la tête, de la poitrine, du bassin.
De plus, j'ai reconnu quelquefois que dans ces
maladies il y avait des tumeurs scrophuleuses
considérables ou des congestions stéatomateuses
dans le cerveau, les poumons, le foie, la rate,
le mésentère, les ovaires, ou des congestions
externes de même nature chez les femmes fréquemment, ou dans les testicules chez les hommes, etc. J'ai vu des individus de quelques familles qui ont été soustraits aux maux de leurs
ancêtres par des ulcères extérieurs suivis d'é-
coulemens d'un mauvais pus granuleux résultant
du vice stéatomateux.

Mais sans doute qu'on ne croira pas que de
tels succès aient été obtenus sur des malades
parvenus à un degré très-avancé de la phthisie
pulmonaire, hépatique ou autre, mais lorsque
leur maladie commençait à s'annoncer par l'ha-
bitude extérieure du corps et ses premiers
symptômes. Quelle est d'ailleurs la maladie qu'on
guérit quand l'organe qui en est le siége est

dans le dernier degré de destruction (1)? Et celles du poumon ne se guérissent-elles pas encore plus difficilement que les autres?

Sur quelques maladies du cerveau de famille souvent héréditaires.

C'est aux vices de la lymphe, scrophuleux ou dartreux, souvent les deux réunis, qu'on peut presque toujours rapporter les épilepsies, les

---

(1) (*Note du traducteur italien*). Quelque valable que soit cette décision, on ne peut pas nier qu'il n'y ait des exemples de phthisie pulmonaire avancée et guérie. Il y a maintenant encore à Florence un personnage distingué qui, pendant plusieurs années, porta une affection ulcéreuse du poumon avec une abondante expectoration purulente, grande émaciation, fièvre hectique, etc.; étant venu à Pise pour changer d'air, et fatigué de la diète laiteuse à laquelle il était réduit depuis long-temps, il eut un goût passionné pour la viande de porc salé, et il se satisfit. Il abandonna totalement le lait, et pendant ce nouveau régime, ayant recouvré l'appétit, il mangea de tout indistinctement. L'expectoration purulente cessa; il reprit de l'embonpoint et il est encore vivant. J'ai souvent entendu raconter à *Nannoni* qu'un frère *Noël*, de l'observance des franciscains, habile bandagiste, résidant dans le couvent de tous les Saints, à Florence, fut, il y a plus de trente ans, affecté de phthisie pulmonaire, confirmée et jugée incurable par tous les médecins; et tandis qu'on n'espérait plus rien de lui, son état s'améliora et il se rétablit complétement: il vécut encore plusieurs années. Combien de fois n'a-t-on pas trouvé dans les ouvertures des cadavres, une portion considérable des poumons, un de ces organes même détruit en entier, et pourtant cicatrisé.

manies, les apoplexies qui règnent dans certaines familles et par suite dans quelques pays,
et de la manière la plus évidente. J'ai pris souvent ces maladies héréditaires dans la plus grande
considération, et j'ai vu que parmi les malades
qui en étaient attaqués, il y en avait plusieurs
qui étaient atteints de congestions glanduleuses
dans le systême lymphatique qu'on pouvait aper-
cevoir au cou, aux aisselles, aux aines ou qu'on
reconnaissait intérieurement dans le mésentère
après la mort par l'ouverture des corps. C'est un
fait bien important.

Mais ce qui confirme davantage notre opinion, que dans ces maladies héréditaires, le
vice scrophuleux joue un grand rôle, c'est que
presque toujours ceux qui en sont atteints ont
des altérations remarquables dans le systême
osseux, soit dans la structure intime, soit dans
la forme des os, d'où résultent des difformités
dans le crâne, la colonne vertébrale, la poitrine, le bassin, telles que ces cavités sont
plus ou moins rétrécies, déformées intérieurement, quoiqu'elles paraissent quelquefois extérieurement dans leur état naturel. Or, alors
les organes que ces cavités renferment, sont
plus ou moins affectés dans leur structure et
leurs fonctions naturelles en sont plus ou moins
troublées.

Quelquefois c'est le grand trou occipital donnant passage à la moëlle épinière, et le canal
vertébral lui-même qui sont déformés, rétrécis, ainsi que les trous du crâne et de la
colonne épinière par lesquels passent les nerfs.
Le contour de ces orifices est aussi quelquefois
plein d'inégalités, d'où résultent nécessairement
des lésions dans la structure des nerfs et dans
leurs fonctions.

Dans ces maladies, la substance du cerveau,
de la moëlle épinière, des nerfs, en y comprenant leurs ganglions, sont généralement plus
denses que dans l'état naturel. Nous disons ordinairement, car quelquefois au milieu de ces
indurations, on trouve des parties qui sont ramollies et comme ulcérées, où l'on reconnaît de
l'eau dans les ventricules du cerveau, dans celui
de la moëlle épinière et dans le canal vertébral;
altérations qu'on ne peut guères attribuer qu'au
vice stéatomateux ; mais ce qui le démontre
encore alors plus clairement, c'est que, dans
ces maladies héréditaires, les glandes lymphatiques sont souvent plus où moins pleines de concrétions albumineuses.

Convaincu, d'après ces observations, que les
épilepsies et autres maladies du cerveau héréditaires, pouvaient provenir du vice scrophuleux, comme le rachitisme et les phthisies pul-

moñaires en proviennent, et l'ayant plusieurs
fois bien reconnu chez des jeunes épileptiques,
j'ai cru devoir les soumettre au traitement le
mieux éprouvé pour en détruire la cause dont
l'existence me paraissait démontrée; et j'en ai
retiré des effets si utiles, que j'en ai été ad-
mirablement frappé.

D'abord sur deux jeunes gens qui avaient eu
plusieurs accès d'épilepsie, que je jugeai provenir de cause scrophuleuse, tous deux ayant
de proches parens atteints de la même maladie,
la mère, un frère et une tante du côté mater-
nel, et n'étant pas exempts des dispositions rachitiques; le traitement long-temps continué,
suspendu ou repris, selon les circonstances, a eu
les plus heureux résultats. Je pourrais citer d'autres
faits à peu près semblables que mes consultations
par écrit pour des étrangers m'ont fait connaître, si j'en avais pu tenir un compte exact.
L'un de ces exemples a été rapporté dans toutes
ses circonstances dans l'ouvrage que M. Salmade (1), docteur en médecine, a publié il y

***

(1) *Précis d'Observations pratiques sur les maladies de la lymphe*,
Paris, 1803, page 168, *in-8°*, chez Merlin. Ouvrage plein de résultats
cliniques aussi curieux que bien constatés. On peut voir aussi
son mémoire sur les moyens de prévenir la phthisie pulmonaire
dans les sujets qui y sont disposés. *Journal général de Médecine*,
par M. Sédillot le jeune, N° CXIX, tome XLV, mars 1813, p. 262.

quelques années, sur les maladies de la lymphe.
Ce médecin y en a rapporté encore un autre
qui lui avait été communiqué par M. Brunet, etc.

On lit de plus, dans cet ouvrage, l'histoire
d'un jeune enfant qui avait une tête volumineuse,
les facultés intellectuelles presque nulles, étant
hébété, avec des engorgemens scrophuleux, des
glandes lymphatiques, que M. Salmade guérit par les anti-scorbutiques réunis aux mercuriaux et aux amers que j'avais conseillés (1).

Or, d'après cet heureux traitement et quelques
autres, dans les maladies d'origine dont les exemples confirment mes opinions sur la nature
et le traitement des épilepsies et des manies héréditaires, exemples qui m'ont été rapportés par
des médecins qui avaient suivi mes leçons ou qui
avaient lu mes considérations sur les maladies héréditaires, peut-on douter qu'on ne puisse utilement étendre ce traitement à d'autres affections
cérébrales et à d'autres maladies encore bien reconnues héréditaires. Sans doute il aurait des
succès d'autant plus efficaces, qu'il serait plutôt
mis en usage, non seulement avant que ces maux

_____

(1) J'ai depuis recueilli divers faits de pratique relatifs à des
maladies dans lesquelles le moral était affecté, et j'ai été encore
convaincu de l'utilité du même traitement. Il est fâcheux de ne pouvoir pas toujours citer les exemples de pareilles guérisons.

eussent fait de grands progrès (1), mais encore
plus lorsqu'ils commencent à se manifester, souvent même pour les prévenir, comme nous l'a-
vons déjà fait plusieurs fois avec l'avantage le
plus probable. Je dis le plus probable, parce
qu'alors on ne guérit point une maladie apparente,
mais parce qu'elle n'est pas survenue après ce traitement, malgré qu'on fût le plus fondé à la
craindre.

Ce traitement préservatif pouvant être administré sans aucun inconvénient, on ne pourrait
qu'avoir du regret de n'y avoir pas recouru quand
la maladie se manifesterait peut-être sans pouvoir
alors être guérie.

Lorsque j'ai été consulté pour des femmes
grosses, atteintes de quelque maladie qui pouvait se transmettre à leur enfant, ou dont la
mère, ou les très-proches parens avaient quelque
maladie semblable, je me suis occupé à donner

---

(1) Dans la première enfance, pendant les premiers mois de
l'allaitement, en traitant même la nourrice, qu'on aurait cependant bien choisie, avant même le travail de la dentition, si on
le peut, ou dans les intervalles, ou après qu'il a eu lieu, un
traitement qu'on ferait après l'adolescence, serait vraisemblement
sans succès. Plutarque a dit, après Hippocrate, que les maladies
héréditaires étaient incurables après l'adolescence, *Si adolescentiam*
præterierint; et Louis Mercatus, qui cite cet auteur, en adopte
l'opinion dans son ouvrage sur les maladies héréditaires page 680.

à l'enfant une bonne nourrice, et je me suis op-
posé à ce que la mère le nourrît, persuadé
qu'il ne tenait déjà que trop d'elle, surtout si
elle avait la maladie dont je voulais le préser-
ver (1), et l'expérience m'a appris que les
nourrices qui n'étaient ni trop grasses ni trop
fortes, mais qui étaient sveltes, vives, qui avaient
un lait un peu clair, étaient les meilleures, surtout si elles vivaient à la campagne, en bon air,
préférablement à celles de grandes villes, et
encore plus à celles qu'on nourrit dans les mai-
sons riches.

Je pourrais à ce sujet citer quelques familles
de Paris bien connues, dont plusieurs enfans
sont morts dans le *travail de la dentition* (2)
avec les apparences du rachitisme non équi-
voques, et qui ont conservé les autres par de
bonnes nourrices (3), dont quelquefois certaines
avaient fait usage, par mon conseil, du suc de

_____

(1) (*Note du traducteur italien*). Toutes les fois que la mère
a des forces suffisantes pour allaiter son enfant, et qu'elle ne
manque pas de lait, il paraît préférable qu'elle le nourrisse elle-
même, et qu'elle se soumette au traitement pour la guérison de
l'enfant. A la vérité, en lui donnant une nourrice étrangère, on
lui procure un lait sain ; mais cette dernière est infectée, et l'un
et l'autre doivent subir le même traitement.

(2) *Voyez* nos Observations sur le rachitisme, pages 197 et
198.

(3) *Ibid.* page 182.

cresson ou autres anti-scorbutiques et de quelques préparations mercurielles quand le vice rachitique ou autre d'origine était trop prononcé
pour pouvoir être guéri par les secours de la
nature.

Mais lorsqu'il n'y a que de légers défauts de
naissance, la bonne nourrice peut ou les faire
disparaître entièrement ou du moins les atténuer
sensiblement. Qu'on juge par là combien est dan-
gereuse cette opinion émise par quelques écri-
vains célèbres, que les mères doivent toujours
nourrir leurs enfans. Cela ne peut concerner que
les mères qui jouissent d'une bonne santé et qui
n'ont en elles aucune affection qu'elles puissent
leur transmettre (1).

Un bon choix dans les mariages ne concourt
pas peu également à diminuer et atténuer les
vices des familles, et sans doute très-souvent
dans les grandes villes, il est utile surtout de
s'unir à des hommes ou à des femmes de la
campagne qui en quelque manière renouvellent
la race. Il est certain qu'on voit disparaître ainsi
de vrais maux d'origine.

---

(1) *Voyez* nos Observat. sur la phthisie pulmonaire, tome II,
p. 377. — On y trouve la preuve évidente que plusieurs mères
sont incapables de nourrir leur enfant ; mais, à mon avis, dit
M. le docteur Federigo, la mère est toujours préférable, quand
toutefois elle a les qualités d'une bonne nourrice.

A Londres on est généralement persuadé de la réalité de cette opinion. J'ai entendu dire à plusieurs médecins anglais, et notamment à Pringle, que les Irlandais et les Écossais revivifiaient la nature des habitans de Londres, qui sans cela ne pourrait manquer de s'abâtardir (1).

Les personnes qui ont hérité de leurs pères des goîtres endémiques dans certains lieux, s'en délivrent en habitant des lieux sains; mais ce n'est qu'à la troisième ou quatrième génération que les individus en sont le plus souvent entièrement délivrés.

Ainsi s'explique la disparition de quelques maux héréditaires, et comment la nature tend toujours à se rectifier; car sans cela on ne pourrait concevoir pourquoi, en peu de générations, la plupart des familles ne seraient pas détruites.

Cependant le nature ne peut toujours se suffire à elle-même, elle a souvent besoin des secours de l'art de guérir ; car il est des maux

_____

(1) Cette remarque ne peut-elle pas concerner d'autres villes, soit par rapport aux maladies vénériennes mal ou peu soignées qu'on y contracte, soit par rapport aux mauvaises nourritures et au mauvais air; les hommes y prennent une disposition scrophuleuse, et les enfans qui viennent de tels pères héritent de leurs maux.

héréditaires qui donneraient lieu , non seulement aux plus grandes difformités , mais même aux maux les plus funestes, s'ils n'étaient prévenus par un bon traitement.

Or, le premier qu'on puisse administrer à l'enfant , c'est celui qu'on réunit au lait dont il est d'abord nourri. J'ai cité dans mon ouvrage sur la phthisie pulmonaire des faits à cet égard aussi curieux qu'utiles. On y lit entre autres l'histoire d'un enfant du premier rang de Naples, qui, peu après sa naissance , parut être affecté du rachitisme le plus complet par le volume de la tête qui était très-grosse et difforme, par l'épine qui était déviée , par les côtes dont les extrémités sternales étaient très-gonflées, les clavicules mal conformées, le ventre dur et très-gros. Les parens de cet enfant attribuaient à la nourrice la cause de cette maladie ; ils crurent devoir consulter les médecins de Paris et de Montpellier. MM. Bouvart, Guenet, Borie et moi, fûmes consultés ; MM. Chaptal , Lamure , Fouquet, Farjon, à Montpellier. L'avis des premiers médecins fut de conseiller à la nourrice l'usage d'un sirop mercuriel à petite dose et pendant long-temps, sans aucun traitement à l'enfant ; celui des médecins de Montpellier, de traiter ainsi et la mère et l'enfant, et même d'y réunir quelques petites frictions d'onguent mercuriel (1).

Je me dispense de rapporter ici toutes les doses et la nature des préparations mercurielles qui furent prescrites, pour plus grande brièveté ; d'ailleurs on sait que toutes les préparations mercurielles, bien administrées, peuvent opérer des effets également utiles. La nourrice seule fut traitée selon l'avis des médecins de Paris, et l'enfant guérit radicalement. Ses membres se développèrent, il grandit, se fortifia, et tous les symptômes du rachitisme disparurent (2).

Mais lorsque les nourrices n'ont pu ou n'ont point voulu se soumettre au traitement, ou que j'ai été consulté pour des enfans qui avaient déjà

---

(1) (*Note du traducteur italien*). *Nannoni* a toujours pensé qu'il ne convenait pas de traiter ensemble et la mère et l'enfant ; comme aussi il a toujours regardé comme incompatible, l'usage simultané du mercure par la bouche et par la peau.

Remarque de l'Auteur. Nous rapportons cette note du traducteur italien quoiqu'elle soit infirmée par des faits qui nous concernent ou qui nous sont bien connus.

(2) On a des exemples de guérison d'affections vénériennes et scrophuleuses dartreuses opérées par le lait d'une chèvre à laquelle on a administré des frictions mercurielles sur une partie de la peau dont on avait auparavant coupé les poils. J'ai recueilli quelques faits de ce genre fort intéressans.

atteint quelques années , et qu'il y avait un vice
dominant et bien reconnu dans leur famille, je
n'ai point hésité de leur prescrire , comme préservatif, l'usage des doux mercuriaux réunis aux
anti-scorbutiques et aux amers ; un fréquent usage
de bains tièdes , un régime presque végétal avec
proscription totale des laitages , souvent j'ai conseillé un cautère ; et je n'ai eu qu'à m'applaudir
d'avoir donné ce conseil. Dans combien de
familles de Paris et autres, n'a-t-on pas, dis-je,
reconnu leur efficacité ? J'en citerais un grand
nombre qui ne pourraient manquer de donner
quelque poids à ma clinique, mais les familles
dont il serait fait mention , n'approuveraient pas
une pareille publicité. J'avoue cependant que
je passe à regret sous silence toutes les preuves
historiques, et en quelque manière généalogiques
dont j'ai soigneusement recueilli un très-grand
nombre ; elles eussent , je crois , été autant de
preuves confirmatives des faits cités dans ce mémoire , et d'après lesquels il a été principalement
composé.

Qu'on ne croie pas cependant que ce soit
toujours le même traitement que je conseille
d'administrer dans toutes les maladies héréditaires et réputées scrophuleuses ; ainsi que je l'a-
vais remarqué dans le traitement du rachitisme en

particulier, produit par la même cause (1).
J'ai insisté davantage sur les doses et l'intensité des remèdes mercuriels, quand le vice syphilitique m'a paru plus prononcé (2) ; sur les
anti-scorbutiques, quand le vice que ces remèdes
sont propres à combattre a été plus développé;
enfin les amers, les ferrugineux même ont été
conseillés, ainsi que les bains froids, dans les
sujets débiles , qu'il fallait fortifier. Lorsqu'il
y avait une excessive sensibilité, j'ai réuni les
mercuriaux aux préparations d'opium. Je les
ai utilement prescrites intérieurement à des sujets très-irritables , ou qui éprouvaient des douleurs , à des doses convenables, à l'imitation de
Cyrillo (3), qui avait retiré de leur usage

(1) Observ. sur la nature et le traitement du rachitisme, art. 11,
p. 74 et suiv. On y trouvera plusieurs observations qui prouvent
que des maladies rachitiques héréditaires proviennent du vice
scrophuleux, et qu'on en a plusieurs fois obtenu la guérison par
les anti-scorbutiques réunis aux mercuriaux et aux amers.

(2) Ibid; art. 1er, p. 7 et suiv.

(3) Savant médecin de Naples, mort victime de la révolution.
(Note du traducteur italien.) Je ne m'en rapporte pas du tout
à l'opium, mais bien au mercure pour la résolution des engorgemens scrophuleux ou de toute autre nature. Cyrillo a été grand par-
tisan des frictions de sublimé corrosif à la plante des pieds. Qu'on
n'oublie jamais les dangers qui accompagnent et accompagneront
toujours ce moyen, même en friction, malgré les apparences trom-
peuses de soulagement qui succèdent à son emploi.

Remarque de l'Auteur. Nous avons évité cet inconvénient en em-

6

extérieur beaucoup d'avantage pour fondre, pour résoudre des congestions scrophuleuses externes (1).

Enfin le cautère a été établi selon l'état des malades; quelquefois on le leur a entretenu jusqu'à l'âge de puberté, ou on le leur a conservé.

Quant aux maladies de famille et à celles qui sont héréditaires, qui proviennent du *vice dartreux*, on ne peut s'empêcher d'admettre leur existence, le *résultat* des nombreuses observations ayant bien prouvé que cela avait souvent lieu. Presque toujours ce vice est réuni au vice scrophuleux, et d'autrefois au scorbutique ou au psorique, etc., mais plus rarement. Dans tous ces cas, il faut prendre les complications en grande considération. Plus les dartres sont simples, plus elles exigent, relativement à la nature de la cause de la maladie, l'usage des remèdes sulfureux bien administrés; mais si elles sont compliquées de quelqu'autre vice, on les combine avec les remèdes anti-scrophuleux et anti-scorbutiques,

---

ployant extérieurement, pour les onctions, un onguent composé de deux gros d'opium gommeux, d'une once de mercure revivifié de cinnabre et d'une once et demie de graisse. J'ai aussi reconnu que la pommade avec le sublimé corrosif avait plusieurs fois excité une excessive irritation, ce que la pommade avec le mercure revivifié de cinnabre ne produisait point.

(1). *Observations sur le rachitisme*, p. 28.

et autres remèdes, selon l'espèce de complication.

On prescrit le soufre bien lavé, ou le foie de
soufre en pastilles, en pilules, etc. en plus ou moins
grande quantité, selon l'intensité de la maladie,
et l'excitabilité du malade.

On prescrit aussi l'onction par des pommades
soufrées, et l'usage intérieur et extérieur des eaux
minérales sulfureuses comme celles de Barége,
de Cauterelz, d'Aix-la-Chapelle, du Mont d'Or,
d'Enghien, etc., prises sur les lieux autant qu'il
est possible, si les malades peuvent s'y rendre;
il faut les prendre aussi en bains, en douches
et à un degré de chaleur assez considérable. On
a aussi retiré un grand avantage des fumigations
sulfureuses, et à un degré de chaleur convenable.

Nous renverrons, pour ce qui concerne le
traitement des dartres, aux bons ouvrages qui
ont été publiés dans ces derniers temps contre
cette maladie, et particulièrement à celui du
docteur *Alibert.*

Les maladies de famille et les maladies héréditaires qui proviendraient du *vice scorbutique*,
car il en est de ce genre, ainsi que celles auxquelles ce vice se serait réuni, et leur nombre
est encore fort grand, exigeraient les remèdes
justement surnommés *anti-scorbutiques*, d'après
les heureux résultats de l'expérience. Les *sul-*

(84)

fureux ne seraient alors que secondaires; on pourrait aussi prendre en considération dans le traitement des maladies héréditaires, ou pour les prévenir, ce qui est encore plus sûr (1), les vices de la goutte et du rhumatisme, si on pouvait les craindre; ils sont un effet très-fréquent de ceux dont on vient de parler, comme je pourrais le prouver par beaucoup de faits et même d'après des succès que j'ai obtenus des traitemens que j'ai prescrits en les variant selon la nature des maladies et la disposition des malades, tant pour ce qui concerne les remèdes internes que pour les remèdes externes; dans cette sorte de cas, ils doivent être pris en grande considération, surtout les vésicatoires, les cautères et même les bains naturels ou artificiels, les frictions, etc.; mais dans ces longs traitemens, le régime, les exercices et le lieu que le malade habite concourent tant à leurs succès, qu'il ne faut pas les perdre de vue. En relevant les forces du malade, on lui donne celle dont il doit jouir pour détruire, atténuer la cause de la maladie héréditaire dont il est atteint.

_____

(1) *Facilius multo est morbo huic venienti occurrere, quàm illum depellere ; cum enim corpori semel insederit , difficillimè medicinam sentit., etc. Mead monit. præcept., cap. XVI, de scorbuto.*

On peut, par la nature des aliméns qu'on lui prescrit, concourir à l'effet des remèdes. On les seconde par les exercices, et qui souvent même s'ils sont bien dirigés, deviennent des remèdes très-efficaces.

Mais ce qui est très-important d'observer, c'est que le malade vive dans un pays dont l'air soit salubre; en général qui ne soit ni trop chaud, ni trop froid, ni trop sec, ni trop humide. Nous disons en général, car il y a des cas où un air qui paraîtrait mauvais, ou qui même le serait pour la plupart des hommes, pourrait convenir cependant à tel ou tel individu. C'est ainsi que j'ai vu des phthisiques pulmonaires par vice scorbutique guéris quelque temps après qu'ils avaient quitté la mer et qu'ils avaient habité des climats secs et un peu chauds, tandis qu'au contraire des phthisiques par vice scrophuleux, ont été guéris par des voyages sur mer, et même en habitant des lieux où d'autres personnes avaient été affectées du scorbut (1). Ah! quels succès la médecine ne peut-elle pas obtenir des alimens, du climat et des exercices dans le traitement des maladies chroniques, soit pour les prévenir , soit pour les guérir !

C'est dans les bons ouvrages sur toutes ces

_____

(1) *Voyez* mes Obs. sur la phthisie pulmonaire, t. II, p. 402, 405.

maladies qu'il faut chercher d'ultérieures connaissances sur leur nature et sur leurs remèdes.
Il faut observer surtout de bien distinguer ceux
qui sont le résultat de l'observation et de l'expérience, de ceux qui ne sont recommandés
que d'après l'imagination, surtout de celle des
jeunes médecins, qui souvent écrivent des ouvrages de clinique avant d'avoir vu des malades.
Or, combien ne sont-ils pas dangereux? *Medicina
non ingenii, sed temporis filia.*

*Quelques exemples d'autres-Maladies de Famille
et de Maladies héréditaires,*

On a observé des ophtalmies, des cataractes (1),
des amauroses dans plusieurs individus de la
même famille, et ces maladies ont été quelquefois
héréditaires; on en a recueilli des exemples.
Sur quatre enfans d'une même famille nous
en avons vu trois aveugles par une amaurose

---

(1) (*Note du traducteur italien*). Un hébreu de Sienne qui vit
encore (1808), perdit la vue par une amaurose, et dans la suite il
lui survint une cataracte à l'un des deux yeux, pour laquelle il
subit l'opération infructueusement à cause de la complication,
ainsi que l'opérateur l'avait pronostiqué. Son fils, résidant à Florence, a perdu la vue d'un œil par une cataracte, et la vue de
l'autre est très-faible.

ou goutte sereine. D'autres enfans dans une autre
famille, deux sur trois sont restés aveugles plus
ou moins de temps, parce que la membrane pu -
pillaire ne s'était pas rompue pendant l'accou-
chement, ou peu de temps après la naissance.

J'ai été consulté il y a trois ou quatre ans,
pour deux frères âgés l'un de dix-sept ans, et
l'autre de quinze ; ils ne pouvaient rester cinq
à six minutes la tête baissée (comme s'ils vou-
laient relever un corps qu'ils auraient laissé tomber à terre) sans perdre la vue; ils ne la re-
couvraient qu'après quelques minutes qu'ils étaient
relevés et même qu'ils avaient un peu penché la
tête en arrière, ce qui leur était nécessaire.
Ayant recherché quelle était la cause d'une pareille cécité momentanée, je reconnus que l'ouverture de la pupille était extrêmement dilatée, et
il me parut que le crystallin avec sa capsule
s'étaient insinués en partie dans l'ouverture de
la pupille et qu'ils faisaient une saillie apparente
dans la chambre antérieure de l'œil ; espèce
de hernie qui disparaissait lorsque ces deux
frères avaient tenu la tête relevée pendant quelque temps. Le père de ces jeunes gens, d'après
ce qu'ils m'ont dit, avait été sujet, toute sa
vie, à cette espèce de *cécité momentanée.*

J'ai rapporté cette singulière observation dans

le procès-verbal d'une des séances de l'Académie royale de médecine.

J'ai rapporté ailleurs l'histoire d'une cécité presque complète qui fut occasionée par l'épanchement d'une substance laiteuse dans les chambres antérieures des yeux d'une jeune malade, mademoiselle D....., rachitique, dont les glandes du cou et les parotides étaient depuis long - temps tuméfiées et dures. Cette maladie, d'abord traitée sans succès par des oculistes de Paris, ne guérit que par l'usage interne et externe des mercuriaux réunis aux antiscorbutiques et aux amers que M. Tenon et moi prescrivîmes et pendant long-temps. La vue se rétablit après que les engorgemens extérieurs furent à peu près dissipés (1), et que l'humeur aqueuse eut repris sa pellucidité. La mère de cette demoiselle, et presques touté sa famille était affectées du vice scrophuleux.

Les *surdités* de famille et héréditaires sont trop communes pour qu'on en doute. Plusieurs auteurs en ont cité des exemples que nous avons rapportés nous-même dans notre *Anatomie médicale* (2). Nous avons même donné un aperçu

---

(1) Obs. sur la nature et le traitement du rachitisme, p. 113. Je connais plusieurs familles dans lesquelles les surdités ont été de naissance, et se sont encore transmises aux enfans.

(2) Tome IV.

de la cause physique de cette maladie, en disant que nous avions remarqué que dans le fétus, la cavité du tympan était pleine de matières muqueuses et qu'elle ne l'était plus quelque temps après la naissance, sans doute parce que ces matières s'étaient écoulées dans l'arrière-bouche, moyennant la trompe d'Eustachi, par un effet des premières inspirations et expirations. Or, si ce dégorgement de l'oreille pouvait, par quelque cause, n'avoir pas lieu, l'enfant ne resterait-il pas sourd et muet encore, puisqu'il ne parle qu'autant qu'il entend, et n'y a-t-il pas aussi plusieurs autres causes qui peuvent donner lieu à la surdité de naissance (1)?

Le *goëtre* est non seulement de famille, mais même héréditaire. Combien de fois n'a-t-on pas également observé qu'il était réuni à des maladies scrophuleuses (2), ou par les symptômes des maladies qui avaient précédé, ou par l'ouverture des corps ; quelquefois de ces deux manières ; ce qui explique pourquoi le goëtre est si souvent héréditaire, du moins pendant

---

(1) Le défaut des os de l'oreille, l'ossification des membranes du grand et du petit tambour, ou la rupture de cette dernière, etc.

(2) *Thyroïdea glandula tumens in centro, nunc adiposam, nunc massam steatomatosam, nunc concretiones tophaceas, nunc hydatides recondit*, etc. *Histor. anat. med. de* LIEUTAUD, *lib. IV, obs.* 82.

quelques générations, dans les lieux même où le goëtre n'est pas endémique. J'ai soumis plusieurs fois à la dissection le corps thyroïdien formant des tumeurs, ou goëtres très-volumineux, et j'ai reconnu des concrétions stéatomateuses ou une substance pareille à celle des autres tumeurs scrophuleuses qui se forment dans diverses parties du corps. Je pourrais rapporter quelques observations d'heureux traitemens du goëtre commençant, par les anti-scropuleux dont j'ai recommandé l'usage. Je ne doute pas même que s'ils sont administrés de bonne heure comme préservatifs, ils n'ayent d'heureux effets.

Le *cancer*, qui est aussi souvent héréditaire, peut être (1), avec raison, considéré comme une suite de l'altération scrophuleuse de la lymphe. Dans une famille, dont j'ai été long-temps le médecin, trois sœurs mariées sont mortes d'un cancer; deux d'un cancer aux mamelles, et la troisième d'un cancer à la matrice. Dans une autre famille, sur cinq filles qui ont toutes été

(1) Madame Deshoulières et sa fille Antoinette Thérèse; madame la duchesse de la Vallière et madame la duchesse de Châtillon sa fille sont mortes d'un cancer au sein. Mademoiselle Contat, célèbre actrice des Français, est morte de la même maladie ; et mademoiselle Émilie Contat, sa sœur, vient d'être délivrée d'une congestion cancéreuse au sein. L'opération a été faite par M. *Imbert.* On pourrait citer une infinité de pareils exemples d'hérédité.

mariées avec l'apparence de la meilleure santé,
trois ont péri d'un ulcère carcinomateux à la
matrice. Dans une de ces trois sœurs, on reconnut par l'ouverture du corps que les glandes
lymphatiques du poumon étaient engorgées
d'une substance stéatomateuse, et même qu'elles
étaient atteintes d'un commencement de suppuration; de sorte que cette dame fut morte de la
phthisie pulmonaire, si elle n'avait péri de l'ulcère carcinomateux à la matrice; la quatrième
sœur est morte d'un cancer au sein ; quant à
la cinquième, madame F......, elle a eu plusieurs
enfans, filles et garçons, qui ont joui d'une
bonne santé, et qui se sont mariés; ils ont eu
des enfans qui n'ont, ni les uns ni les autres, été
atteints de la maladie de famille dont ils étaient
issus; en sorte que le cancer n'a pas été héréditaire. Cependant madame F......, leur mère,
parvenue vers l'âge de quarante ans, et étant
toujours bien réglée, éprouva d'abord dans
la région de la matrice, la sensation d'un poids
considérable et ensuite d'une douleur assez vive
avec diminution et irrégularité dans la période
des règles. L'inquiétude d'un ulcère à la matrice
survint. Je fus appelé avec M. *Marchais*, son
accoucheur. Nous fûmes d'avis de la saignée du
bras, cette saignée fut réitérée le lendemain. Le
sang extrait par ces deux saignées était très-

coënneux. Le pouls fut ensuite plus souple, plus
développé, la douleur de la matrice ne se fit
plus ressentir. M. Marchais reconnut au toucher
que le col de ce viscère était plus dur et plus
volumineux qu'il ne devrait être, et avec quelques
inégalités qui pouvaient faire craindre que cette
malade ne mourût comme ses sœurs, d'un ulcère
carcinomateux à la matrice. Des bains nombreux
d'abord domestiques et des boissons délayantes
et rafraîchissantes, des bains tièdes émolliens,
furent employés, et quand tous les symptômes
qui pouvaient faire craindre l'inflammation, furent dissipés; qu'il n'y eût même aucune disposition inflammatoire, ou que la malade fût dans
un commencement de faiblesse, un vésicatoire au
bras fut établi et remplacé par un cautère. La
malade prenait aussi dans la journée trois ou
quatre pastilles de soufre bien lavé, de quatre
grains chacune. Elle fut soumise à l'usage du
sirop anti-scorbutique *dépuratif amer* ou légè-
rement mercuriel (1), dont elle prenait deux
cuillerées à bouche par jour, ou environ une
once et demie dans deux tasses d'une infusion de
feuilles de saponaire et de sommités de sca-
bieuse des bois. Elle prenait la première prise de
cette boisson le matin à jeûn, et l'autre le soir

(1) *Voyez* ci-dessus quelle est sa composition, page 60.

avant de se coucher. Ce traitement dura environ deux mois, pendant lesquels des bains d'eau de Barège furent pris à Tivoli.

Ce traitement fut ensuite suspendu pendant quelques mois, et repris à peu près autant de temps, et ensuite réduit à l'usage du seul sirop dépuratif pendant quelques semaines.

La saignée du bras fut pratiquée de loin en loin, et toujours le régime adoucissant et tempérant et le lait d'ânesse, quelques bains sulfureux et plus souvent tièdes de l'eau de la Seine. Enfin la malade se trouva si bien, que le cours des règles finit sans orages; que les douleurs de la matrice n'eurent plus lieu, et même que ce viscère fut jugé, au toucher, être à peu près remis dans l'état naturel.

Cependant quelques écoulemens séreux qui survinrent, causèrent des inquiétudes, mais sans raison; car moyennant la saignée, réitérée de loin en loin, comme nous l'avons dit, des bains tièdes, des boissons rafraîchissantes et adoucissantes, un bon régime et le cautère au bras, bien entretenu; non seulement madame F..... n'est pas morte comme ses quatre autre sœurs, mais même elle est parvenue à un âge avancé avec une assez bonne santé.

La *stérilité* qu'on a reconnu dans quelques familles, a paru aussi tenir du vice stéatomateux:

Chez les hommes les testicules étant quelquefois trop grêles, durs, déformés ou d'autrefois étant volumineux et pleins de matières albumineuses qui se durcissaient dans l'esprit-de-vin, et chez les femmes la stérilité, souvent héréditaire, ayant paru provenir aussi d'un engorgement stéatoma- teux plus ou moins considérable des ovaires (1) de la matrice, ou d'autres parties plus ou moins voisines des organes de la génération dans l'é- piploon ou dans les ligamens larges (2).

Quelquefois au contraire la stérilité paraît pro- venir d'une exsiccation, ou induration de la ma- trice, qui d'autrefois, sans être altérée dans sa subs- tance, est très-petite et ne paraît pas encore assez développée quoique toutes les parties du corps aient pris leur accroissement naturel (3). Ces alté- rations ont paru tenir du vice scrophuleux, d'au- tant plus que dans ces mêmes sujets, on a souvent reconnu le vice rachitique dans les os, ou des con- gestions scrophuleuses en diverses parties du

---

(1) C'est ce que Morgagni a bien reconnu dans une femme qui avait été stérile, *testes*, dit-il, *pene toti erant squirrhosi.* Epist. XXXVI, art. 17.

(2) *Anat. Méd.*, t. V, p. 550.

(3) *Anat. Méd.*, t. V, p. 537, où j'ai dit que je ne doutais pas que dans beaucoup de femmes, le défaut de développement de la ma- trice ne fût la cause de la stérilité. Or, ne pourrais-je pas, sans abonder dans mon sens, croire que les remèdes qui peuvent le plus concourir à détruire les causes qui empêchent l'accroissement et le

corps (4). Enfin l'existence du vice stéatomateux a
paru démontrée par le succès même du traitement administré dans cette sorte de cas par les
mercuriaux, les anti-scorbutiques, les amers
réunis, les eaux minérales sulfureuses de Ba-
réges, d'Aix-la-Chapelle, du Mont-d'Or, et
quelquefois les eaux ferrugineuses de forges, de
Passy, de Cransac, etc., etc.

Les *sarcocèles* ou les tumeurs carniformes des
testicules et du cordon spermatique qui ont
quelquefois un volume monstrueux et un poids
énorme, paraissent être formées par des substances albumineuses, muqueuses, gélatineuses
plus ou moins concrétées; ils ressemblant souvent
à la graisse endurcie, à l'*adipocire*, comme on
l'a dit dans ces derniers temps. Tels m'ont paru
être formés plusieurs sarcocèles que j'ai pu bien
examiner, et tel aussi m'a paru celui de Charles de
Lacroix (1). Des sarcocèles ont été signalés dans

développement des organes de la génération ; souvent les vices stéatomateux et dartreux, seraient alors les plus efficaces et pourraient
détruire celles de la stérilité.

(4) *Voyez* nos Obs. sur la phth. pulmon. et hémopht.

(1) Ministre des relations extérieures dans le temps de la répu-
blique et du directoire. Ce sarcocèle pesait trente-cinq livres ; qu'on
juge de la situation d'un tel malade. De savans chirurgiens
n'osèrent l'en délivrer par l'opération ; mais le célèbre M. *Imbert Delonnes*, ne fut pas rebuté de son danger, il la fit avec la
plus grande dextérité et avec un succès aussi complet qu'inat-
tendu.

la même famille, et l'on a aussi remarqué que
dans de pareilles maladies il y avait d'autres symptômes de scrophules, de dartres ou de vice vénérien souvent réunis.

Dans deux cadavres d'hommes qui avaient un
sarcocèle d'un grand volume, j'ai trouvé dans
le mésentère des congestions véritablement scrophuleuses, ce qui, réuni à l'examen anatomique
que j'avais fait de ces sarcocèles dans d'autres
sujets, m'a fait croire que le même vice scrophuleux avait donné lieu à la tumeur des testicules ;
mais ce qui l'a encore bien prouvé, c'est que
j'ai vu des loupes nombreuses et très-grosses sur-
venir à un malade auquel on avait extrait, par
l'opération, un sarcocèle très-considérable.

C'est d'après ces considérations que j'ai plusieurs fois prescrit contre ces sarcocèles des mercuriaux réunis aux amers et aux anti-scorbutiques ainsi que l'usage du soufre intérieurement
et extérieurement, et avec un tel succès, que
j'ai vu non seulement le volume du testicule ou de
son enveloppe diminuer, mais même que j'ai ainsi
pu soustraire à l'opération de la castration, deux
malades que de très-habiles chirurgiens avaient
crus autrement incurables. On pense bien que dans
ces sujets, le cordon spermatique n'était pas très-
engorgé et qu'enfin le mal n'était pas extrême; car
alors l'opération même n'aurait pu être heureusement pratiquée,

Sans doute qu'indépendamment des vices, souvent de famille et héréditaires, de la lymphe, dans
les organes dont on vient de parler, et qui ont
été bien observés par les anatomistes, il en est
aussi d'autres que les médecins ont pu reconnaître dans les humeurs, puisque ces vices se
manifestent souvent par leurs effets. Le sang,
par exemple, n'est-il pas plus abondant dans les
individus de quelques familles qu'il ne l'est dans
ceux de quelques autres (1), et alors n'y a-t-il
pas, par cette cause, des maladies héréditaires?
Cela ne nous paraît pas douteux. En effet, il y
a des apoplexies, des épilepsies, des manies,
des maladies inflammatoires, des hémoptysies,
de ménorrhagies, etc., qui proviennent de la
surabondance du sang héréditaire, cause qui
est souvent trop malheureusement méconnue.
Ces individus ne sont-ils pas plus souvent exposés aux maladies inflammatoires que les autres?
Cela ne peut être révoqué en doute.

N'y a-t-il pas aussi des familles chez lesquelles
la bile est plus abondante que dans d'autres (2)?

---

(1) *Voyez* nos observations sur l'apoplexie héréditaire dans
quelques familles, pages 66, 68, 147.

(2) *Voyez* nos observations sur les maladies du foie. On y verra
que la jaunisse, les melœna, les coliques hépatiques et bilieuses, sont
souvent de famille et héréditaires.

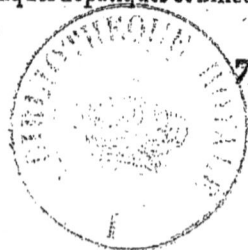

7

Enfin n'y en a-t-il pas dans lesquelles il règne des
maladies humorales de telle ou telle espèce? Les
observations le prouvent tous les jours.

La disposition héréditaire dans les humeurs
en quantité, ou qualité étant une fois admise,
et on ne peut donter qu'elle n'ait lieu, on n'est
plus surpris, quand on connaît combien les humeurs concourent au développement des parties
surtout la lymphe, que certaines de ces parties
acquièrent par vice héréditaire plus de volume
qu'elles ne devraient avoir, ou qu'elles restent
plus petites qu'il ne faudrait, qu'elles soient plus
dures ou plus molles; enfin qu'elles soient dans
un état de maladie; et à leur tour les humeurs, à
la formation et à l'élaboration desquelles ces parties sont destinées, ne doivent-elles pas éprouver
diverses altérations (1)? Ainsi, les solides et les
fluides ont réciproquement des influences les uns
sur les autres, qui peuvent, par quelque cause
d'hérédité, s'éloigner de l'état naturel et avoir
un caractère particulier.

_____

(1) Cette réciprocité d'action des solides sur les fluides, et de
ceux-ci sur les solides, a été bien considérée par Bordeu, dans son
Traité des eaux d'Aquitaine et de Barége, et autres eaux sulfureuses, contre les maladies de la lymphe. *Aquitaniæ minerales
aquæ* 1754.

Nous dirons, en finissant ce mémoire, en forme de résumé, que les scrophules et les dartres sont des effets de l'altération de la lymphe et du relâchement du tissu fibreux, qu'on peut facilement reconnaître ; que le rachitisme est une suite de l'altération du suc nourricier des os, de la moëlle, des glandes synoviales ; que la goutte survient si les articulations sont plus particulièrement affectées, et le rhumatisme, si ce sont les muscles, les tendons, les ligamens ; que les apoplexies, les épilepsies, les convulsions, les manies ont lieu, si le cerveau est malade ; les asthmes, les phthisies pulmonaires, les hydropisies de poitrine, si le siége de la maladie est dans les poumons ; les palpitations de cœur, des faiblesses, des syncopes, si le cœur ou les vaisseaux sanguins éprouvent quelque désorganisation ; que des vomissemens, des *melœna*, surviennent, si l'estomac ou les intestins sont affectés ; la jaunisse, des coliques hépatiques, des calculs biliaires, s'il y a des lésions dans le foie, dans la rate, dans le système de la veine porte, etc.

Que les hydropisies peuvent être un effet de tous ces désordres, ainsi que de ceux des voies urinaires.

Que l'hystérie, la stérilité, les ménorrhagies, ou pertes utérines, les dyslocies ou accouche-

mens laborieux, sont les effets trop fréquens des
vices de la matrice, des ovaires ; des trompes
de Fallope, etc.; que la pierre des reins, des
urétères, de la vessie, les hémorrhoïdes, sont
la suite des engorgemens de la veine cave et autres
dans le bas-ventre; enfin que l'amaurose, la
cataracte, et autres maladies des yeux; la surdité de naissance; les mauvaises conformations
extérieures ou intérieures des oreilles et les engorgemens; les squirrhosités, les cancers des
mamelles, de la matrice chez les femmes, des
testicules chez les hommes, etc., souvent de
famille et même héréditaire, peuvent provenir
des mêmes causes.

Cette série de maladies héréditaires est donc
bien considérable, encore n'est-elle pas complète,
puisqu'on pourrait y rapporter quelques maladies aiguës. Cependant elle serait moins ample
si on n'avait égard qu'aux véritables causes qui
produisent cette sorte de maladies, je veux dire
au vice scrophuleux, dartreux, psorique, vénérien, arthritique, rhumatismal; le nombre di-
minuerait même encore si, en réfléchissant sur
l'origine et la nature de ces vices, on se bor-
nait à les rapporter à ceux dont les autres
peuvent provenir. Je crois que le scrophuleux
et le dartreux en seraient la source la plus fréquente.

Tel est le précis de mes considérations sur la nature et le traitement soit curatif, soit préservatif des maladies de famille et des maladies héréditaires que j'ai le plus heureusement éprouvé. Je ne doute pas que les médecins qui l'adopteront dans leur pratique, n'en retirent les mêmes avantages. Je suis même persuadé qu'ils perfectionneront ce traitement à proportion qu'ils le soumettront à l'expérience. Elle seule peut imprimer à nos opinions le caractère de la vérité.

FIN.

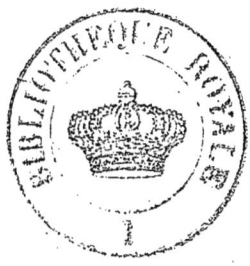

www.ingramcontent.com/pod-product-compliance
Lightning Source LLC
Chambersburg PA
CBHW071156200326
41519CB00018B/5250